AF298175

LES
TROUBLES INTELLECTUELS

PROVOQUÉS PAR

LES TRAUMATISMES DU CERVEAU

PAR

Le Dr AZAM

Professeur à la Faculté de médecine de Bordeaux,
Correspondant de l'Académie de médecine, de la Société de chirurgie,
Et de la Société médico-psychologique de Paris, etc, etc.

Extrait des Archives générales de Médecine
(Février 1881)

PARIS

A. PARENT, IMPRIMEUR DE LA FACULTÉ DE MÉDECINE
31, RUE MONSIEUR-LE-PRINCE, 31

1881

A MM. RICHET, DEPAUL, COURTY, ROCHARD, VERNEUIL, TRÉLAT, LEFORT, TERRIER

Juges du concours d'agrégation en chirurgie
et accouchements de 1880.

A vous, chers et très honorés collègues, l'hommage de cette étude en souvenir du concours où j'ai eu l'honneur de siéger à vos côtés.

AZAM.

LES TROUBLES INTELLECTUELS

PROVOQUÉS PAR LES

TRAUMATISMES CÉRÉBRAUX

AVANT-PROPOS.

J'ai eu un moment la pensée, en qualité de juge du concours d'agrégation en chirurgie de 1880, de donner comme sujet d'une thèse la question qui fait l'objet de cette étude; mais j'y ai renoncé devant les observations de mes collègues du jury, observations dont je reconnais la justesse.

Les faits qui s'y rapportent sont sans doute très nombreux, presque quotidiens, mais ils sont épars dans la chirurgie et dans la médecine mentale, de plus, il est permis de se demander s'ils ont été bien observés, et surtout bien interprétés. En fait, la question n'est pas mûre, et la poser serait embarrasser un candidat; un jury de concours aurait-il alors le droit de s'étonner si elle était traitée d'une façon insuffisante?

Pour faire une œuvre utile il faut non seulement rechercher et interpréter les faits passés, mais étudier avec méthode des faits nouveaux et appliquer à tous les données fournies par la physiologie cérébrale éclairée par les découvertes récentes.

Grâce au concours bienveillant et empressé d'un grand nombre de chirurgiens et d'aliénistes qui sont l'honneur de la médecine française et dont on verra les noms plus loin, j'ai pu réunir des observations précieuses, et, en rapportant leurs opinions, j'ai pu dire l'état actuel de la science sur la question que je traite; je prie ces hommes éminents de recevoir ici tous mes remerciements.

I.

Ils sont encore nombreux les partisans de cette idée : que ce qui touche aux fonctions intellectuelles appartient en entier à la philosophie ; et pour lesquels est bien osé le médecin qui entre dans un domaine qu'ils croient être le leur ; laissons-leur cette pensée. Il n'en est pas moins vrai que le cerveau nous appartient tout entier dans sa substance comme dans toute ses fonctions, et que l'étude de ces fonctions, la plus profitable à l'humanité qui puisse être faite, relève de la médecine.

Je reconnais qu'aujourd'hui le médecin n'est pas assez philosophe, mais il peut le devenir tandis que jamais le philosophe ne deviendra médecin; c'est dans ces conditions qu'il sera donné d'appliquer au bien de l'homme des notions trop peu utilisées jusqu'ici, et que l'étude méthodique des troubles de la pensée nous donnera sur son organe des indications analogues à celles que nous donne l'observation des troubles de la digestion sur l'état de l'estomac.

J'entreprends avec ces idées l'étude qui suit, certain qu'elle est incomplète, il serait *aujourd'hui* difficile qu'il en fût autrement, mais j'ai la confiance que ceux qui la liront voudront bien m'accorder leur indulgence.

Rien ne me semble au premier abord plus facile que de réunir des observations de blessés qui, ayant été soignés ou guéris de traumatismes cérébraux, ont présenté des troubles des fonctions intellectuelles ; je dirai plus, il n'est pas une seule relation des milliers de faits de fractures du crâne dans laquelle on ne trouve ces mots : *délire, troubles intellectuels*, etc., etc., mais de quel délire et de quels troubles intellectuels veut-on parler ? la plupart du temps il n'est donné aucun détail; bien plus, il n'est pas un chirurgien ayant quelque pratique qui n'ait vu nombre de blessés présentant des phénomènes de cet ordre, celui qui écrit ces lignes est du nombre, — eh bien, faute d'une analyse suffisante faite au moment opportun, presque toujours, les souvenirs comme les observations sont insuffisants et partant inutiles. De cela il résulte que les relations qui peuvent nous aider dans cette étude sont assez rares, et que pour faire un travail sérieux j'ai dû faire des recherches sans nombre, interpréter les faits déjà publiés, prendre des observations nouvelles, rechercher des faits nouveaux et m'enquérir de l'opinion des hommes les plus compétents.

FAITS.

Obs. I (communiquée par M. Legrand du Saulle), inédite. — Un notaire de petite ville, âgé de 38 ans, de bonne constitution, fait une chute de voiture, il est relevé sans connaissance et demeure ainsi pendant plusieurs heures; très bien soigné, il guérit et reprend ses occupations ordinaires. Cinq ans après, sa femme remarque chez lui quelques bizarreries de caractère; ses clients s'étonnent de lui voir émettre des opinions singulières et il est amené à Paris à M. Legrand du Saulle qui reconnaît facilement en lui une paralysie générale commençante; mais la cause en est obscure, car M. X... avait une existence des plus régulières et n'a aucune hérédité morbide; enfin, sollicitée par les questions de l'éminent aliéniste, Mme X... se souvient de l'accident arrivé il y a cinq ans et des variations singulières du caractère et des sentiments qu'elle a observées chez son mari; de plus, elle dit à M. Legrand du Saulle combien fréquemment son mari se plaignait de douleurs de tête d'une extrême violence qui le forçaient à interrompre son travail. — Les obscurités s'éclaircissent, M. X... est atteint d'une paralysie générale qui a pour cause le traumatisme cérébral et, pendant cinq années, il a passé par les phases prodromiques de cette terrible maladie, lesquelles portent, comme chacun sait, surtout sur le caractère, les sentiments et l'intelligence.

Obs. II (inédite). — X..., âgé de 38 ans, vu par moi dans le service de M. Péan, en juin 1880, a été blessé à la tête d'un coup de feu, en 1870; une balle a pénétré dans le crâne, au niveau de la partie supérieure du sillon de Rolando, du côté gauche, à 9 centimètres au-dessus du trou auditif. X... perd connaissance pendant un quart d'heure, après il revient à lui et est transporté dans une ambulance voisine; après divers accidents aigus, parmi lesquels je note : une paralysie complète du côté droit et une aphasie qui ne dure que deux ou trois jours, X... est trépané et le chirurgien extrait de la blessure la plus grande partie de la balle et des esquilles osseuses ; à la suite, amélioration, puis guérison, mais persistance d'un trajet fistuleux ; la guérison se maintient pendant un an ; après ce temps, et en 1873, accidents épileptiformes siégeant dans le côté droit et revenant très fréquemment : il est cependant possible à X... de reprendre son état de peintre en bâtiments. A la fin de 1873, après un léger excès, X... perd connaissance pendant un quart d'heure et les accidents épileptiformes augmentent d'intensité. Pendant les années suivantes, ils s'accroissent encore, et l'existence de X... devient intolérable.

En mai 1880, il entre à l'hôpital Saint-Louis, dans le service de M. Péan, qui le trépane et extrait un fragment de balle accompagné d'esquilles qui entretenaient le trajet fistuleux. En juin 1880, X... est en voie de guérison.

Ce jeune homme, très intelligent, me rend parfaitement compte des divers phénomènes intellectuels qui se sont succédé chez lui : pendant les premiers temps, il a eu quelques difficultés à parler, il avait comme une sorte de grasseyement, mais il est probable que cette difficulté était due à la paralysie du côté droit de la langue, et il est possible que l'aphasie des deux ou trois premiers jours ait eu cette origine apparente.

Jamais, à aucun moment, la mémoire ne lui a fait défaut, mais il hésitait dans ses comptes et éprouvait comme une sorte de torpeur intellectuelle, son intelligence était, dit-il, moins alerte. Quant à son caractère, il était totalement changé ; doux et patient avant sa blessure, X... était devenu susceptible et irritable à l'excès, un rien le fâchait ; il lui semble que, depuis l'opération, il est revenu à son état ordinaire.

Obs. III. — On lit dans la thèse d'agrégation de Bauchet le fait suivant :

Un jeune homme fait une chute d'un lieu élevé, perd connaissance et, après quelques soins, paraît guérir. D'un caractère doux et facile avant l'accident, il est devenu d'une susceptibilité exagérée ; veut-on fixer son attention, il ne le fait qu'avec les plus grandes difficultés et, pour peu qu'on insiste, il s'emporte en paroles de colère ; quand ne se fâche pas, il est hargneux et maussade. Il succombe le neutième jour et, à l'autopsie, on trouve les traces d'une violente contusion du cerveau.

M. Bauchet croit que la contusion cérébrale amène le plus souvent, après guérison la propension à la colère, des bizarreries de caractère, des cauchemars et des rêvasseries.

Obs. IV (fait cité par M. Bauchet, d'après le baron Larrey). — En 1817, M. D..., officier, âgé de 26 ans, reçoit en faisant des armes un coup de fleuret qui, pénétrant par l'orbite, lèse le lobe antérieur gauche. Il guérit après un mois d'accidents variés ; mais, après ce temps, il a perdu la mémoire des substantifs et des noms propres, bien que, à d'autres points de vue, les souvenirs soient restés complets ; ainsi, il se rappelle très bien les physionomies, les paysages, en un mot, rien de ce qui touche à l'imagination proprement dite n'est altéré ; ainsi, il reconnaît très bien M. Larrey, mais ignore son nom ; il décrit avec précision les pièces de la batterie d'un fusil, mais ne peut les nommer ; enfin, dans son entourage, on remarque qu'il est devenu triste et mélancolique, particulièrement lorsqu'on lui parle de ses campagnes ou de tout ce qui a trait à l'art militaire.

Obs. V (inédite). — Un jeune garçon de 13 ans est apporté en mai 1879 dans le service de Broca ; il est tombé d'un cerisier et un échalas a perforé la voûte orbitaire et lésé la partie antérieure du lobe frontal gauche. L'extrémité de l'échalas est restée dans la plaie. Le fragment de bois est extrait par Broca et le malade guérit. Cependant, il demeure aphasique et présente quelques accidents de paralysie du côté droit.

Avant l'accident, cet enfant avait un très bon caractère, était très doux et très obéissant, il était aussi l'un des meilleurs élèves de son école ; aujourd'hui, il est indiscipliné, quinteux, violent, rempli de malice, et, quand on le gronde, ne semble pas se rendre compte de ses torts ; en un mot, il semble avoir perdu, au moins en partie, le sens moral et n'a plus le rang qu'il occupait dans sa classe. Chez lui, l'aphasie a été complète pendant les trois premières semaines ; seulement, après ce temps, il dit *talan*, *tatan*, et répète constamment ce mot. Quelques jours après, il dit *papa*, et pendant trois mois n'a pu prononcer que ces deux mots. Puis, la parole est revenue lentement, et on a pu constater qu'il n'avait pas perdu la mémoire.

Obs. VI (recueillie par M. Marie, interne de Broca, inédite, extrait). — D..., terrassier, âgé de 19 ans, a reçu le 13 février 1880 un coup de bêche sur la tête, mais ne perd pas connaissance et a pu faire à pied un assez long trajet. Le lendemain seulement, il a de l'embarras de la parole et est pris de délire.

Entré à l'hôpital Necker, il est placé dans le service de Broca.

La blessure, au fond de laquelle on constate l'existence d'un liquide transparent à mouvements rhythmiques, siège au niveau de la troisième circonvolution frontale gauche. La mémoire est abolie en partie et D... est nettement aphasique. Pendant les jours suivants, l'aphasie diminue; cependant, sept jours après l'accident, il disait encore rue *Laconcordaire* pour rue *Lacordaire*. Quinze jours après, D... était complètement guéri.

Obs. VII (inédite). — Un homme de 47 ans entre en mai 1880 dans le service de M. Duplay, à l'hôpital Lariboisière ; il a fait une chute sur la tête et paraît n'avoir éprouvé qu'une commotion cérébrale ordinaire. Cependant, il a perdu complètement connaissance ; cet état dure 10 heures ; la nuit suivante et pendant 24 heures, il est pris d'un délire tranquille qui consiste en un bavardage incohérent roulant sur les choses de son état.

J'ai rapporté ce fait surtout comme exemple du délire le plus ordinaire. En effet, dans la plus grande majorité des cas, le délire est tranquille ; je n'ai observé d'exception bien tranchée que chez les épileptiques et particulièrement chez les alcooliques.

Obs. VIII (inédite). — En mai 1880, a été apporté dans le service de M. Tillaux, à l'hôpital Beaujon, un homme de 36 ans qui avait fait une chute de 7 mètres de haut : il a perdu connaissance pendant environ 2 heures, et ne présente aucune fracture. Le lendemain, son intelligence paraît complète sauf un peu d'hébétude, mais le malade a perdu complètement le souvenir, non seulement des circonstances de l'accident, mais de tout ce qui s'est passé pendant la journée qui l'a précédé. Les jours suivants, la mémoire est revenue peu à peu. J'ai revu souvent ce malade, et après 15 à 20 jours, s'il ignorait les circonstances de sa chute, il se souvenait parfaitement de la journée de la veille.

Cette amnésie était limitée à ce qui s'était passé pendant la journée précédente, car toutes les notions antérieurement acquises étaient restées intactes, ainsi il se souvenait parfaitement de son adresse, savait toujours lire, écrire, compter, etc., etc.

Obs. IX. (inédite). — En septembre 1880, on apporte dans le service de M. Demons, à l'hôpital Saint-André de Bordeaux, un homme de 22 ans, serrurier-ajusteur. Cet homme, travaillant sur le pont d'un transport de l'Etat en construction, a fait une chute d'environ 20 mètres et il n'a d'autres blessures qu'une forte contusion à la partie latérale gauche de la tête; il a perdu entièrement connaissance et ne revient à lui que douze heures après l'accident, après quelques heures d'hébétude alternant avec de l'agitation il reprend possession de toutes ses facultés, mais il a non seulement perdu le souvenir de son accident, mais de tout ce qu'il a fait la veille. Je l'interroge 5 jours après, la mémoire lui est revenue en partie mais il lui est impossible de dire le point du navire sur lequel il travaillait, il sait, mais très mal, qu'il est venu le matin à pied à l'heure habituelle, mais ses souvenirs s'arrêtent au moment où il a commencé son travail. 40 jours après X... se souvient très bien des circonstances de la course à pied qui a précédé son arrivée au chantier, mais ses souvenirs s'arrêtent 10 minutes environ avant l'accident; ainsi il ne se rappelle pas être monté à l'échelle qui lui a donné accès sur le pont du navire. Il est probable que cette lacune de peu d'importance sera comblée plus tard.

Il est impossible de rencontrer un exemple plus net de lésion de la mémoire, les autres facultés étant absolument intactes, et d'étudier une amnésie rétrograde plus caractérisée.

Obs. X. — A la suite de l'accident du chemin de fer de l'Ouest du 3 février 1880, plusieurs blessés furent apportés à l'hôpital Beaujon, l'un d'eux, M. L..., fut placé dans le service de M. Tillaux; cet éminent chirurgien m'a raconté son histoire et j'ai pu, 4 mois après, étudier ce blessé qui, complètement guéri, habite ' ois-Colombes.

M. L... est un homme d'environ 30 ans, de bonne constitution et exerce la profession d'employé de commerce. Dans l'accident du Levallois-Perret, il a été atteint surtout à la tête, porté sans connaissance dans le service de M. Tillaux, il est demeuré ainsi pendant 4 jours; après ce temps, il se trouve dans l'hôpital sans pouvoir s'imaginer comment et pourquoi il y a été apporté, non seulement il a perdu le souvenir de l'accident dont il est l'une des victimes, mais aussi d'une certaine période du temps qui l'a précédé, il est comme hébété, cependant, après quelques jours, ses facultés renaissent peu à peu et la mémoire des faits antérieurs lui est revenue; ce retour de la mémoire s'est effectué par le retour graduel et successif des souvenirs en commençant par les plus anciens, ainsi du reste qu'il est d'usage;

en même temps il a la conscience que ses facultés se sont affaiblies, Il a de la peine à faire un raisonnement, est incapable d'attention et a perdu la mémoire de l'orthographe et du calcul, ainsi il écrit *enfan* pour *enfants* et se trompe dans les calculs les plus élémentaires ; cette perte de l'orthographe et de l'habitude de chiffrer ont une telle importance que L.... ne peut conserver les fonctions d'employé d'administration qui lui avaient été rendues après sa guérison ; de plus, la perte de mémoire porte sur les dates et sur les noms propres de la façon la plus gênante pour lui.

Les troubles intellectuels proprement dits ne sont pas les seuls à remarquer chez L...., dans une lettre qu'il m'a adressée, il rapporte que pendant les 50 jours qui ont suivi l'accident et alors même que sa guérison paraissait complète son caractère s'était singulièrement modifié, sa vivacité naturelle était devenue de la violence, il était irascible, soupçonneux, susceptible à l'excès et d'une impatience qui dépassait toutes les bornes. Ainsi que je l'ai dit plus haut, j'ai étudié avec soin M. L... 4 mois après l'accident, il est dans un état parfait de santé intellectuelle et physique, sa conversation est enjouée et sa mémoire est complète de tout ce qui a précédé l'accident, il a la parfaite conscience de l'hébétude dans laquelle il a été plongé pendant les jours qui ont suivi son retour à la connaissance, et il raconte avec précision le retour progressif de ses facultés ; il a aujourd'hui la confiance qu'il est bien l'homme qu'il était avant d'avoir été frappé ; en fait, l'attention la plus soutenue et l'interrogatoire le plus complet ne m'ont fait découvrir en lui pour le moment la moindre altération des facultés intellectuelles. M. L..., précisant le point du crâne qui a été atteint, indique la partie postérieure de la tête, un peu à droite, la lésion n'a été qu'une commotion cérébrale mais d'une extrême violence.

Obs. XI (inédite, recueillie par M. Thibierge, interne du service). — M...., cocher de fiacre, est apporté le 2 mai 1880 dans les salles de M. Gosselin, à la Charité. Étant en état d'ivresse il est tombé de son siège, il est sans connaissance et présente des ecchymoses dans la région temporo-pariétale gauche et un peu d'écoulement de sang par l'oreille du même côté. Le coma dure pendant 3 jours entiers pendant lesquels cependant le malade a quelques heures de connaissance, ainsi pendant ce temps il a semblé qu'il reconnaissait sa femme et il s'est levé chaque nuit de son lit pour uriner contre le mur.

Vers le 7e jour le coma a pris fin, mais incomplètement ; ainsi

M... répond quand on l'interroge ou plutôt cherche à répondre, car il remue ses lèvres sans émettre aucun son; il se lève encore de temps à autre pour uriner contre les murs; enfin la parole revient, mais il est impossible au malade de dire les substantifs, il les remplace par des circonlocutions qu'il n'arrive pas toujours à parfaire. Le 26 mai, c'est-à-dire 24 jours après l'accident, M... sort de la Charité à peu près guéri, mais il est presque sourd de l'oreille gauche, a l'air un peu hébété et a encore des lacunes dans la mémoire, ainsi il 1.0 peut dire ni le nom de son patron ni celui de la rue où est sa remise. Chez M... le trouble intellectuel a porté sur l'ensemble des facultés et plus particulièrement sur la faculté du langage.

Je dois à l'obligeance d'un médecin distingué de Paris, M. Clavel, l'observation suivante :

Obs. XII (inédite). — M. D. R...; âgé de 40 ans, négociant, montant un cheval difficile, est désarçonné et traîné pendant quelques mètres. Il perd connaissance, pendant environ une heure. Après ce temps M. D. R... ouvre les yeux, reconnaît les assistants, ne présente aucune forme de délire, mais ignore absolument les circonstances de sa chute, il nie même être monté à cheval bien que cet acte ait précédé de quelques heures l'accident dont il a été victime.

Pendant les trois jours qui suivent ses idées prennent plus de précision, et la légère hébétude qu'avait M. D. R... au début disparaît complètement. Cependant le souvenir des faits qui ont immédiatement précédé l'accident ne revient pas, et deux mois après il n'était pas encore complet. Cependant, à ce moment, sa santé est parfaite au physique comme au moral.

Obs. XIII: — L'observation qui suit est extraite d'une histoire bien connue, celle d'un somnambule traumatique que M. Mesnet a eu la bonne fortune d'étudier pendant de longs mois, et dont il a publié les détails dans un travail très remarqué et très considérable ayant pour titre : de l'*Automatisme de la mémoire et du souvenir*. — Grâce à l'obligeance de ce savant confrère j'ai pu étudier ce malade aujourd'hui à peu près guéri, du moins des accidents intellectuels qu'il a présentés, mais je ne rapporterai ici que ce qui touche au sujet que je me suis proposé de traiter.

D..., dans une des batailles livrées en 1870, est atteint par une balle qui lui fracture le pariétal gauche, il perd connaissance, mais seulement pen-

dant un quart d'heure après, et ne reprend ses sens qu'à Mayence où il a
été transporté par une ambulance prussienne. Peu de temps après apparaissent des troubles intellectuels se manifestant par des accès pé-
riodiques, caractérisés surtout par l'occlusion partielle des organes
des sens, et par une action cérébrale différente de l'état de veille. Depuis cette époque, même depuis la guérison de l'hémiplégie, les accès
n'ont point cessé de se reproduire toujours semblables à eux-mêmes,
à la différence près de la périodicité plus ou moins éloignée et de la
durée de l'accès.

Au moment où M. Mesnet étudie X..., en 1874, il est somnambule
depuis 4 années. Les troubles de la motilité ont disparu, la lésion
intellectuelle seule persiste avec des troubles considérables, pendant
les accès du somnambulisme, de la sensibilité générale et des sens.

Je n'entrerai pas dans les détails de cette observation si cu-
rieuse, si précieuse même pour ce qui touche au somnambulisme, je ferai seulement une remarque : tous les actes aux-
quels se livre X... pendant ses accès ne sont que la répétition
des actes de la veille, sauf un seul ; X... est enclin au vol ou
plutôt à la soustraction de tous les objets qui lui tombent sous
la main et qu'il cache indifféremment là où il se trouve. Ainsi
M. Mesnet l'ayant un jour conduit dans sa maison pendant
un accès, les assistants le virent s'emparer avec mystère de
tous les objets brillants placés à sa portée : argenterie,
bijoux, etc., etc. On les lui reprenait avec la plus grande
facilité sans qu'il s'en doutât ; cet état singulier, cette existence
partagée comme en deux phases distinctes, a duré plusieurs
années puis, petit à petit, les accès de somnambulisme ont diminué et disparu.

Je ne retiendrai de ce fait remarquable qu'un point : un
homme blessé d'un coup de feu qui a intéressé le cerveau au
niveau de la partie supérieure du sillon de Rolando et paraît
avoir atteint les deux circonvolutions pariétale et frontale
ascendantes, cet homme, dis-je, est devenu somnambule et
pendant ses accès est pris d'une irrésistible tendance au vol ;
nous verrons plus loin que ce fait n'est pas isolé.

Obs. XIV à XVIII (faits de M. Durieu, de Ribérac). — 1° En 1869, un jeune garçon d'écurie reçoit un coup de pied de cheval qui l'atteint au-dessus du sourcil droit, et perd connaissance pendant quelques instants. Revenu à lui, il a perdu le souvenir de ce qu'il avait fait pendant la demi-heure qui a précédé l'accident. Or, pendant ce temps, il avait reçu une somme d'argent dont il avait donné quittance. L'importance de ce fait exclut la pensée qu'on pourrait avoir, que si ce blessé a oublié ce qui s'est passé pendant cette demi-heure, c'est que rien, pendant ce temps, n'avait fait sur son esprit une impression suffisante.

2° En 1870, un homme robuste, renversé par sa voiture, éprouve une violente commotion cérébrale ; après une perte de connaissance d'un quart d'heure à vingt minutes, il revient à lui, mais il a complétement perdu le souvenir de son voyage et de tout ce qui s'y rapporte. Avant le moment où il a été renversé, était-il en voiture ? Que venait-il faire à Ribérac, etc., etc. Il ne pouvait coordonner les idées qui représentaient les réponses à lui faites. Ce phénomène torturait ce malade qui, malgré sa vive intelligence, ne pouvait parvenir, quelque obstination qu'il y mît, à retrouver le fil de ses souvenirs.

3° En 1875, C..., domestique d'un propriétaire des environs de Ribérac, fait une chute de cheval. Le sommet de sa tête porte contre une pierre et il a une commotion cérébrale sans fracture. Il a perdu connaissance pendant environ vingt minutes, et après sa guérison C... ne s'est jamais souvenu de ce qu'il avait fait depuis son départ de la maison de son maître, des personnes qu'il avait vues en ville et des commissions dont il s'était acquitté.

4° Un ouvrier maçon tombe d'un échafaudage et perd connaissance pendant une demi-heure. Revenu à lui, son souvenir le plus récent est celui d'un repas qu'il avait pris deux heures auparavant.

5° M. C... tombe d'une échelle ; il a une commotion cérébrale légère suivie de stupeur ; revenu à lui, il n'a pu se souvenir qu'après bien des efforts des circonstances de l'accident. Il finit cependant par avoir un souvenir confus du bruit qu'a fait l'échelon en se brisant.

Je reviendrai plus loin sur ce phénomène singulier de la perte du souvenir des faits antérieurs à la commotion cérébrale, phénomène auquel on peut donner le nom *d'amnésie rétrograde d'origine traumatique.*

Obs. XIX (inédite). — En mai 1863, on apporte dans mon service de clinique à l'hôpital Saint-André, de Bordeaux, un employé de chemin de fer qui vient d'être frappé dans la région temporo-pariétale par l'extrémité d'une barre de fer. Il a perdu connaissance et ne recouvre ses sens qu'environ deux heures après son entrée, et à son réveil il est plongé dans une sorte d'hébétude et ne peut articuler une parole ; il exprime par gestes quelques idées. Le lendemain, bien qu'il articule des sons, il est complètement aphasique. Deux jours après, la faculté du langage lui est revenue en partie, mais il fait des fautes singulières, ainsi, étant dans l'impossibilité de me dire le lieu de sa naissance, il demande un crayon et écrit qu'il est né dans la *commince de Méos;* nous lui disons qu'il a voulu dire : *commune de Mios,* par un signe de tête, il nous dit que notre supposition est exacte. Je n'insisterai pas sur la description de cette aphasie traumatique ; il me suffit de constater qu'elle a été le trouble intellectuel provoqué chez cet homme par une commotion du cerveau. Il est vrai que cette commotion avait son siège principal au niveau de la troisième circonvolution frontale. J'ajouterai qu'après un traitement rationnel le malade a complètement guéri.

J'extrais les faits suivants d'un travail très remarquable que M. Ribot a publié dans la Revue philosophique (août 1880) sur les *désordres généraux de la mémoire :*

Obs. XX à XXII. — 1º Le mécanicien d'un navire à vapeur tombe sur le dos et le derrière de sa tête heurte contre un objet dur; revenu à lui, il recouvre assez vite une parfaite santé physique et conserve le souvenir de toutes les années écoulées avant son accident, mais à partir de ce moment la mémoire n'existe plus, même pour les faits strictement personnels. Ainsi, à l'hôpital, il ne peut dire s'il est venu en voiture, à pied ou en chemin de fer; en sortant de déjeuner, il oublie qu'il vient de le faire; il n'a aucune idée du jour ni de la semaine, ni de l'heure. Cette sorte d'infirmité disparut peu à peu par une médication appropriée.

2º Un homme conduisant en cabriolet sa femme et son enfant, le cheval s'emporta. Après de vains efforts pour en devenir maître, le conducteur fut violemment jeté à terre et reçut une forte secousse du cerveau. En revenant à lui, il avait oublié les antécédents immédiats de l'accident, et après six mois, il n'a aucun souvenir des efforts qu'il a faits pour maîtriser le cheval ni de la terreur de sa femme et de son enfant.

3° Un officier, étant au manège et son cheval s'étant abattu, tombe sur le côté droit du corps. Il remonte à cheval bien qu'un peu étourdi et continue sa leçon pendant trois quarts d'heure. Cependant, il disait de temps en temps à l'écuyer : « Je sors comme d'un rêve! que m'est-il donc arrivé? » Du reste, sa parole est libre et il ne se plaint que de confusion dans la tête. Il a oublié et sa chute et tout ce qui s'est passé avant sa leçon de manège. Les ordres qu'il a donnés, les personnes qu'il a vues, etc., etc. Chaque fois qu'on lui parle, il croit toujours voir son interlocuteur pour la première fois. En un mot, *rien n'existe pour lui que l'action du moment*. Le lendemain, après un sommeil tranquille, la mémoire lui est revenue pour des faits très antérieurs; mais la journée de la veille continue à ne pas exister pour lui. Enfin, petit à petit, la mémoire de cette journée s'est reconstituée en commençant par les faits les plus éloignés.

Obs. XXIII à XXXII. — J'extrais les faits suivants de la thèse du Dr Delfau, de Montauban : *Sur quelques phénomènes consécutifs des lésions du crâne et de l'encéphale.*

1° P..., maçon, âgé de 18 ans, est entré deux fois à l'hôpital Cochin, pour deux chutes sur la tête faites à 6 mois d'intervalle. La première n'a présenté que peu de phénomènes dignes d'intérêt.

Après la deuxième, il est comme hébété, répond lentement et par monosyllabes; a perdu la mémoire des faits antérieurs, ne sait pas où il est, et divague de temps en temps. Après 15 jours, il est complètement guéri.

2° Un charretier a fait, il y a deux ans, une chute sur la tempe gauche; après divers incidents qui ne touchent pas à notre sujet, il éprouve un trouble de la mémoire; oublie, par exemple, les noms des personnes qu'il connaît très bien et est tourmenté par des cauchemars. Aujourd'hui même, c'est-à-dire très longtemps après l'accident, sa mémoire est très diminuée.

3° D'après Gama, le père Mabillon vit son intelligence, très faible pendant son enfance, se développer à la suite d'une opération de trépan, qui lui fut faite pour une fracture du crâne.

4° Samuel Cooper raconte qu'un malade, atteint de folie, recouvra la raison par suite d'une commotion fortuite du cerveau.

5° Un blessé affirmait à son médecin qu'il calculait plus facilement depuis qu'il avait eu le pariétal défoncé.

6° Samuel Cooper rapporte le fait suivant :
Une dame de Regent's Park, emportée par ses chevaux, fait une chute sur la tête; guérie, elle ne s'est jamais souvenue de l'accident. Son amnésie remonte à 2 ou 3 jours avant l'accident dont elle a été victime.

7° M. Gosselin a traité à Cochin, en 1858, un peintre qui, après une chute sur la tête, était resté 3 jours sans connaissance. Pendant plus d'un mois qu'il est resté à l'hôpital, il a soutenu qu'il n'était pas tombé et qu'il n'était jamais allé travailler au Palais-Royal où était arrivé son accident.

8° Esquirol sur 734 cas de folies dues à des causes physiques en rapporte 18 à des chutes sur la tête.
Dagonet et Marcé citent des faits semblables. De plus, Esquirol rapporte le fait d'un enfant de 3 ans qui pendant son enfance, après une chute sur la tête, a souffert de douleurs de tête violentes et est devenu aliéné à l'âge de 17 ans.

9° Une dame revenant d'une promenade à cheval se heurte la tête contre une porte; elle est renversée sans connaissance. Quelques mois après elle devient maniaque et meurt après 2 ans d'une fièvre cérébrale. Rust rapporte plusieurs cas analogues.

Je donne ces faits sans les garantir, car les observations qu'on pourrait faire à leur sujet sont innombrables.

10° Gama, dans son *Traité des plaies de la tête*, rapporte le fait suivant : Le 20 décembre 1819, M. C..., officier, fait en patinant une chute sur le côté gauche de la tête et perd connaissance pendant plusieurs heures. Le lendemain on le trouve divaguant et gesticulant dans sa chambre. Puis pendant les 2 années qui suivent, sa conduite devient singulière. Il a contracté des habitudes étranges ; 7 ans après surviennent des accidents du côté des sens ; la mémoire se perd et il meurt en octobre 1825.

Il paraît probable que cet officier, chez lequel on a trouvé à l'autopsie une méningo-encéphalite chronique, est mort de paralysie générale ; mais la notion scientifique de cette maladie ne datant que de 1822, on comprend qu'en 1825 l'interprétation de ce fait ait pu être erronée ; du reste les observations de ce genre sont très communes.

11° Un aliéné âgé de 55 ans a fait une chute sur la tête à l'âge de 14 ans. En 1866, à l'âge de 54 ans, il fait une autre chute semblable, porté à la Pitié il en sort après 4 mois et 10 jours. A ce moment il a perdu le souvenir de tout ce qui s'est passé avant son accident. Il a des absences, est par moment comme idiot et peut être considéré comme aliéné. Il avait des antécédents héréditaires. Si les traumatismes n'ont pas été la cause immédiate et directe de la folie chez ce malade, il est du moins permis de penser qu'ils ont joué un rôle important dans sa production.

Cette observation a ceci de particulier que la maladie mentale de cet homme paraît avoir été ou être (car il est encore vivant) une vésanie proprement dite.

Obs. XXXIV à XXXVIII. — Les *Archives de médecine* ont publié en 1876 un mémoire important de M. Etcheveria ayant pour titre : *De la trépanation dans l'épilepsie par traumatismes du crâne.* Ce mémoire renferme des faits d'un certain intérêt quant au sujet qui nous occupe.

1° Un garçon de 21 ans est devenu épileptique à la suite d'un traumatisme du crâne, arrivé à l'âge de 8 ans et demi. Il avait été blessé sur le côté gauche de la protubérance occipitale. Son médecin M. Edwards diagnostique une exostose consécutive à sa chute. Le trépane, enlève l'exostose et il guérit.

2° J. C... fait en 1859 une chute et se fracture avec enfoncement le pariétal droit. Il perd l'intelligence et la mémoire et devient épileptique. 8 ans après on le trépane, mais il meurt des suites de l'opération.

Azam.

2

3º Un jeune homme de 18 ans a eu la tête violemment contusionnée dans son enfance par les roues d'une voiture ; il est pris de manie homicide avec attaques d'épilepsie. On le trépane et on excise le fragment du pariétal droit qui comprimait le cerveau. Il guérit de ses attaques mais il était devenu singulièrement menteur et dange-reux.

Je pourrais rapporter d'autres faits semblables, mais il me suffira de dire que sur un total de 783 épileptiques, dont pour 618 cas l'étiologie est bien constatée, M. Etcheveria en a rencontré 63 qui devaient leurs maladies à des traumatismes céré-braux. 34 sur ces 63 étaient en même temps aliénés. Je n'insiste pas davantage sur une cause d'épilepsie acceptée de tous les praticiens. Malheureusement les observations qui précèdent manquent de détails comme du reste la plupart de celles qu'on rencontre dans les auteurs.

Obs. de XXXVIII à XLII. — M. Dufour a publié en 1872 une thèse portant le titre suivant : *De quelques accidents consécutifs aux lésions traumatiques du crâne et de l'encéphale.*

Même sujet que la thèse du Dʳ Delfau. Nous y relevons les faits suivants :

1º Un militaire dont Larrey rapporte l'histoire est frappé, en 1816, par un biscayen qui lui fracture la partie latérale gauche du frontal. Il est trépané et guérit. « Mais ainsi que l'exprime sa physionomie, « il est devenu insensible à toute sensation agréable ou pénible et ne « paraît avoir d'intelligence que pour alimenter sa mélancolie et « parcourir le cercle habituel de ses rêveries chagrines.

« Il est tellement insociable que l'isolement est son plus irrésis-« tible besoin. Aussi a-t-il demandé sa retraite pour s'établir loin de « tout le monde. Depuis son accident, il a perdu le souvenir de tout « ce qui s'est passé dans son enfance ; auparavant il se rappelait les « plus petits détails de toute sa vie.

« On observe aussi un affaiblissement de la mémoire et une sorte « d'aphasie consistant dans l'oubli de certains mots. »

2º En 1807, un aide-major nommé Surville, blessé par un éclat d'obus à la partie supérieure et moyenne de la tempe droite, avait perdu la mémoire des noms et des lieux, et la faculté de chiffrer. Puis la mémoire tout entière.

3° P..., invalide, a reçu sur la tête en 1823 de nombreux coups de sabre: réformé et admis aux Invalides en 1825, il se faisait remarquer par une tristesse extrême et par son goût pour l'isolement. Quoique jeune, il est inaccessible à toute distraction et n'a jamais pu sympathiser avec aucun soldat de sa division.

Bien que ceux-ci fissent tous leurs efforts pour distraire cet infortuné, il a fini par se suicider.

4° En 1872 M. Gosselin a soigné à Beaujon un Anglais qui, à la suite d'une chute dans un escalier, est resté 9 jours sans connaissance. Il se remet peu à peu, mais pendant 15 jours présente une grande torpeur intellectuelle. Après ce temps, il répond à toutes les questions, seulement il lui arrive de temps en temps de parler d'un autre sujet que de celui dont on s'occupe. Jusqu'au 28e jour, il a conservé la manie d'uriner contre les murs de la salle, comme le malade d'une des observations précédentes.

En outre de ces faits la thèse de M. Dufour cite Esquirol qui, de 1826 à 1833, sur 1375 aliénés en compte 20 qui devaient leur maladie à des coups reçus sur la tête ; et à la Salpêtrière et à sa maison de santé il en a compté 18 sur 730. Je ferai encore ici la remarque que dans ces malades il y a probablement quelques paralysés généraux.

De plus, le grand aliéniste rapporte le cas d'un maniaque de 17 ans qui devait sa folie à une chute faite sur la tête à l'âge de 3 ans.

J'ajouterai que le nombre des paralytiques qui doivent certainement leur maladie à un traumatisme cérébral est si grand que je n'en citerai pas d'observation détaillée. Je dirai seulement que M. Baillarger rapportait dans ses leçons l'histoire d'une femme qui, après une chute sur la glace, était devenue paralytique et chez laquelle la liaison entre la cause et l'effet était de la dernière évidence. Il en est de même d'un malade dont M. Motet m'a raconté l'histoire :

M. D..., blessé à la tête d'un coup de feu à l'échauffourée de la rue de la Paix en 1870, sans cependant qu'il y eût fracture, est mort six ans après dans la maison de santé Archambault, de paralysie progressive.

Dans une brillante leçon faite à la Pitié en juin 1880, j'ai entendu raconter à M. Lasègue le fait suivant :

Obs. XLIII (inédite). — Un officier de cavalerie tombe de cheval dans une manœuvre, sa tête a porté sur le sol et il est relevé sans connaissance. Guéri après quelque temps, il reprend ses fonctions, deux années se passent et la famille de l'officier voit se modifier peu à peu son caractère et ses habitudes, il devient querelleur, violent, désagréable dans ses rapports avec son entourage, lui qui se couchait à minuit, se couche à 9 heures, ne va plus au café et on remarque chez lui des goûts singuliers ; cependant toujours homme du monde, militaire consciencieux, personne ne se doute de rien, sauf peut-être sa femme et ses enfants. Pour ne citer qu'un exemple, ils le voient se délecter de mets qu'il avait autrefois en horreur. Mon mari a mangé ce matin des crevettes, il faut qu'il soit bien malade, disait sa femme à M. Lasègue. On le voit aussi porter sur telle ou telle personne qu'il connaît depuis longtemps un jugement absolument inattendu. Mais le temps se passe et au milieu de la santé physique et intellectuelle la plus parfaite, l'officier met en oubli un devoir professionnel considérable ; ce qui n'était qu'une distraction devient une lacune grave, lui, peu sensible d'habitude, il s'émeut et pleurniche au théâtre ou à la lecture d'un livre dont autrefois il aurait ri. enfin il est devenu singulièrement sentimental. Bientôt les accidents physiques apparaissent et sa volonté s'affaisse, il donne raison au premier venu et s'il n'avait pas de famille ferait en sa faveur son testament. Enfin il est devenu très maladroit de ses mains ; bientôt gâteux et imbécile, il succombe.

Peu après mille petits faits reviennent au souvenir de la famille et des amis. Notre officier se trompait souvent en comptant ses points de piquet, il rabâchait sans cesse les mêmes histoires et avait sur le point d'honneur des opinions invraisemblables.

M. Lasègue ajoutait : un homme a été victime d'un traumatisme cérébral grave, et il guérit, mais s'ensuit-il qu'il soit maître de l'avenir, nous ne le pensons pas.

C'est comme un feu qui couve sous la cendre, c'est comme

un volcan qui pendant nombre d'années n'a montré ni feu ni fumée, il n'en est pas moins un volcan et nul médecin instruit, nul homme sensé ne s'étonnera si à longue échéance se manifestent le trouble intellectuel chez le blessé du cerveau, l'éruption dans la montagne qui a déjà vomi la flamme et le feu. Si de la butte Montmartre on voyait jaillir flamme et fumée, ajoutait le savant professeur, l'étonnement serait justifié, mais il n'en serait pas de même du Vésuve, fût-il muet, depuis mille ans.

Je tiens de M. Legrand du Saulle le fait suivant :

Obs. XLIV (inédite). — En 1874 un fonctionnaire retraité âgé de 75 ans, mais jusqu'à ce moment d'une intelligence élevée et ayant occupé avec distinction une haute position sous le dernier Empire, fait aux Champs-Elysées en descendant de sa voiture une chute sur la tête contre l'angle d'un trottoir. Relevé sans connaissance, il est porté à son hôtel où les soins les plus empressés et les mieux entendus lui sont donnés; il guérit rapidement des divers accidents immédiats dus au traumatisme, mais deux à trois mois après son intelligence s'affaiblit, sa mémoire se perd et il tombe dans la démence sénile. Il n'est pas douteux pour l'éminent aliéniste que ce vieillard n'ait dû à son accident la décadence rapide de sa belle intelligence.

Dans deux autres cas dont M. Legrand du Saulle a conservé le souvenir une démence sénile prématurée a été la suite d'un traumatisme cérébral; aussi sa conviction est-elle faite sur ce point de pathologie mentale.

Obs. XLV à LVII. — 1° Fait communiqué par M. Ollier (inédit). M. K... fait une chute de cheval sur la région occipito-pariétale gauche et perd connaissance, il a complètement perdu le souvenir de son accident; il croyait à une insolation, sa mémoire ne remonte qu'à deux heures environ avant sa chute.

2° (Fait communiqué par M. Alph. Guérin). Un jeune homme de très bonne famille, très bien élevé et rempli jusqu'à ce jour de bons sentiments, fait, dans une promenade à cheval, une chute sur la tête et se fracture le frontal avec enfoncement, il guérit. Un an après il est poursuivi pour vol bien que tout éloignât la pensée qu'il pût jamais devenir un voleur. M. Guérin est convaincu qu'il y a une liaison entre le traumatisme cérébral et cette dépravation intellectuelle inattendue. On peut rapprocher ce fait du somnambule de Mesnet qui, pendant ses accès, avait la manie du vol et d'un autre fait qu'on lira plus loin.

3° Chassaignac raconte l'histoire d'une femme de 45 ans qui fait une chute sur la tête en janvier 1845, et qui, sans perdre connaissance, est prise d'un délire qui dure trois jours. Elle guérit, mais son intelligence est demeurée très obtuse et son caractère est devenu particulièrement insupportable.

4° On lit dans la thèse de M. Lajoux, 1869, le fait suivant :
Un maçon entre à la Pitié, dans le service de Broca, pour une contusion du cerveau ; il a perdu connaissance ; mais 14 jours après, bien qu'il paraisse guéri, sa figure porte l'expression de l'hébétude ; il marmotte d'une façon inintelligible des mots dépourvus de sens ; ses sentiments affectifs se développent d'une façon insolite, et il est devenu semblable à un petit enfant gourmand. Il reprend cependant son travail, mais son intelligence a grandement souffert et Broca pense qu'il restera toute sa vie dans un état voisin de l'idiotie.

5° Le numéro de janvier 1861 du *North American Journal* renferme une observation d'enfoncement du pariétal droit chez un malade qui après un long délire avait vu ses facultés intellectuelles se développer notablement ; particulièrement l'aptitude à calculer.

6° Un militaire a porté de 1815 à 1817 une balle enchatonnée dans le frontal au-dessous du sourcil gauche ; il avait perdu la mémoire des substantifs et des noms propres.

7° On lit dans la thèse d'agrégation de Bauchet, 1860, les faits suivants :
Un jeune hommes tombe d'un lieu élevé ; il est relevé sans qu'il présente de phénomènes graves ; mais il est un peu hébété et son attention est particulièrement difficile à fixer. Auparavant d'un caractère doux et facile, il est devenu violent et susceptible ; il meurt 9 jours après sa chute, et l'autopsie démontre chez lui l'existence d'une violente contusion du cerveau.

8° Boyer rapporte l'histoire d'un enfant de 3 ans qui, après une commotion cérébrale, est resté comme hébété pendant plusieurs mois Son intelligence est cependant revenue et a fini par prendre son développement normal.

9° M. Alphonse Guérin a donné en 1868 ses soins à un homme de 33 ans, qui, à la suite d'une plaie contuse de la région pariétale droite, a perdu connaissance et a été pris d'un délire violent. Cinq jours après il va mieux, mais il est comme ahuri et sa figure a l'expression stupide des déments. Son attention est difficile à fixer, mais ses réponses sont justes. Son caractère s'est modifié; devenu sentimental, il pleure à propos de rien et s'éprend de la religieuse du service et demande à l'épouser, puis il devient très timide, se croit riche et finit par guérir, en ayant seulement de temps en temps des idées de grandeur.

10° Un homme de 35 ans, après une plaie contuse de la région susorbitaire gauche, est pris de délire violent avec hallucinations; cinq jours après, sa mémoire est très troublée, il ignore même son adresse.

11° Pereyra (d'Orléans) raconte, dans les *Annales médico-psychologiques*, l'histoire d'un malade qui, après une chute sur la tête, est devenu aliéné. L'autopsie, faite 4 mois après, a démontré qu'il portait un abcès enkysté du cerveau.

12° Une femme de 45 ans, soignée par Chassaignac, fait une chute sur la tête; peu de jours après, elle est prise de manie avec incohérence et finit par guérir.

13° Un militaire, cité par Griesinger, fait une chute de cheval; il devient futile, susceptible et colère; perd la mémoire et a une tendance manifeste au vol; un an après, il meurt de paralysie générale.

Je dois à M. Desmaisons-Dupallans, médecin directeur de l'asile privé de Castel-d'Andorte, près Bordeaux, les deux observations suivantes :

Obs. LVIII (inédite). — Un négociant en vins, essayant un cheval, fait une chute de voiture dans laquelle il est projeté sur le sol avec une grande violence. Cependant il ne perd pas connaissance, mais le lendemain il est pris d'un délire tranquille; peu après, à la suite de soins appropriés, il guérit. Pendant sa maladie, il n'a jamais pu se souvenir de ce qui s'est passé pendant les 35 minutes qui ont précédé sa chute; bien plus, l'accident est arrivé depuis plusieurs années et, encore aujourd'hui, ce souvenir est absent et il ne parait pas probable qu'il revienne jamais.

En outre, M. X... a complètement perdu le sens de l'odorat que sa profession de négociant en vins avait très développé chez lui. Bien que ce phénomène ne rentre pas dans la catégorie des troubles intellectuels, je crois devoir le mentionner.

Obs. LIX. -- Un propriétaire des environs de Bordeaux fait une chute de voiture; relevé sans connaissance, il est transporté dans une maison du voisinage où il est demeuré pendant plusieurs mois, dans un état très grave, caractérisé au point de vue intellectuel par un délire tranquille, discontinu et une très grande difficulté dans les opérations intellectuelles les plus simples pour peu qu'elles demandent une certaine attention. Comme le malade précédent, il avait pendant sa maladie perdu le souvenir des faits antérieurs à l'accident, mais M. Desmaisons ne dit pas que cette amnésie ait persisté; ses souvenirs étaient, du reste, affectés sur un grand nombre de points divers. Aujourd'hui, il est atteint d'un diabète auquel sa chute peut n'être pas étrangère.

OPINIONS.

Voici sur la question que je traite des avis qui émanent pour la plupart de médecins et de savants dont l'autorité est reconnue de tous.

Broca reconnaissait avec moi qu'il est probable que le choc ou la commotion amènent dans la substance cérébrale une certaine altération, laquelle est l'origine de troubles fonctionnels; mais il ne pensait pas que les moyens dont la science dispose aujourd'hui permettent d'apprécier cette altération.

L'opinion de M. *Brown-Séquard* se rapproche de celle de Broca : ce savant croit qu'il doit exister des altérations moléculaires dans un cerveau commotionné, mais l'étude microscopique de ces altérations ne donnerait que des résultats douteux, vu la délicatesse de la trame cérébrale et la longueur et la difficulté des préparations que nécessite son étude à l'instrument grossissant.

M. *d'Arsonval* est complètement de cet avis.

M. *Paul Bert* croit que le seul instrument dont on puisse se servir pour apprécier les altérations cérébrales de cette nature est le microscope; mais, il ne croit pas cet instrument actuellement capable d'une semblable appréciation.

De plus, si on rencontrait quelque altération moléculaire, aurait-on la certitude que cette altération correspond à un trouble fonctionnel déterminé ?

M. *Verneuil* se référant aux idées qu'il a émises dans son remarquable article *Commotion* du Dictionnaire encyclopédique des sciences médicales, croit que l'altération moléculaire, suite de la commotion qui amène des troubles dans les fonctions cérébrales, pourrait être parfaitement appréciée, et a la confiance qu'elle le sera.

Si ce n'était sortir de notre sujet, nous ne saurions mieux faire que d'analyser ici tout cet important travail dont se dégage l'idée que je viens d'émettre. Voici seulement quelques-unes de ces conclusions générales et quelques citations :

« L'ébranlement de nos tissus ou de nos organes s'accompagne de vibrations plus ou moins semblables à celles qu'on observe dans les corps inanimés. »

Après avoir comparé les vibrations des corps organisés aux vibrations des corps sonores, M. Verneuil dit : « Il faut avouer du reste que nous manquons, pour apprécier ces changements, de procédés suffisamment délicats comparables à ceux dont se servent les physiciens. » Et plus loin : « L'exploration anatomique n'a pas toujours été poussée assez loin et, en proclamant l'intégrité des organes, on a fréquemment négligé d'en faire l'analyse histologique.

Tout serait à citer dans cet article; nous engageons vivement à le lire avec soin.

M. *Cornil* ne pense pas que l'altération du cerveau ait son siège dans la substance cérébrale proprement dite; il la croit plutôt dans les capillaires qui, rompus par la commotion, donnent lieu à des hémorrhagies minuscules dont on aperçoit les principaux foyers à l'œil nu sous la forme de *piqueté*, dans les coupes qu'on fait du cerveau.

Les belles expériences de M. Duret paraissent conduire à une conclusion analogue. Il n'est pas en effet douteux que les capillaires ne jouent un rôle important dans le phénomène qui nous occupe; mais le jouent-ils seul? là est la question.

Pour M. *Luys* l'altération cérébrale ne serait pas appréciable, le trouble qui la suit serait purement dynamique et, bien que le traumatisme cérébral soit une cause indiscutable de dérangements fonctionnels, il ne croit pas que ce trouble, lorsqu'il devient une aliénation mentale, soit l'origine d'un genre de folie plutôt que d'un autre.

Un aliéniste anglais, M. *Skaë*, a publié en 1866 dans le *Mental science* (février) un travail important sur *la folie traumatique*; les caractères de cette folie seraient d'après lui les suivants : pendant la période aiguë, grande excitation maniaque; pendant l'état chronique dont l'invasion est rapide, les malades sont particulièrement irritables, soupçonneux et portés à attenter à leur existence, d'autres ont des sentiments d'orgueil ou de contentement d'eux-mêmes, tous passent rapidement à la démence, je ferai remarquer que les deux derniers symptômes appartenant en général aux paralysés généraux, il ne serait pas impossible que M. Skaë ait eu affaire à des malades de cette nature; la notion précise de la paralysie générale étant, il y a quatorze ans, moins répandue qu'aujourd'hui.

Pour l'aliéniste anglais, la folie traumatique est une entité morbide d'une telle netteté qu'il en fait un genre à part, lequel, d'après lui, ne saurait être confondu avec aucun autre.

On sait l'importance que l'école aliéniste allemande donne aux causes somatiques de la folie; importance qui grandit chaque jour chez nous; il est donc naturel que cette école reconnaisse le traumatisme comme une cause très importante des lésions des facultés de l'esprit.

Griesinger résumant les opinions actuelles de la psychiatrie allemande émet l'opinion suivante, dans son chapitre des causes physiques il dit : « Toutes les plaies de tête graves ont une influence considérable sur le déve'oppement de la folie, soit qu'il y ait simplement commotion du cerveau, soit qu'elles s'accompagnent de fractures, d'épanchement sanguin ou de perte de la substance cérébrale.

Plus loin le savant aliéniste considère les traumatismes comme causes de démence et de démence avec manie, il constate aussi le changement de caractère des malades, ils deviennent susceptibles, irritables et méchants ; il fait de plus la remarque que les troubles intellectuels se manifestent souvent très longtemps après l'accident et qu'il semble, dans certains cas, que l'ébranlement du cerveau détermine dans cet organe une susceptibilité morbide telle que, sous l'influence d'une cause légère et au bout de plusieurs années, on voit tout à coup apparaître la folie.

Citant un travail de M. Schlager, de Vienne, sur *les lésions de l'intelligence consécutives à l'ébranlement du cerveau* (1857). Griesinger donne quelques chiffres : « Sur 500 aliénés 49 (42 hommes et 7 femmes) devaient directement leur folie à un ébranlement du cerveau ; 21 fois le traumatisme avait été suivi de perte de connaissance ; dans 16 cas il y avait eu simplement confusion des idées.... dans 19 cas la maladie mentale s'était développée dans la première année après l'accident..... chez presque tous le caractère avait changé, l'humeur était devenue inégale. Dans 20 cas il y avait une grande irascibilité, une violence et un emportement extrêmes ; quelquefois, mais rarement, il y avait des idées ambitieuses, de la prodigalité, de l'inquiétude, de l'agitation ; dans 14 cas il y avait eu des tentatives de suicide, souvent aussi perte de la mémoire et confusion des idées.

Le rapport sur l'asile des aliénés de Vienne fait par M. *Schlager* pour 1858 contient plusieurs cas intéressants de folie consécutive à des blessures de la tête.

En dehors de M. Skaë dont j'ai donné plus haut l'opinion, la littérature médicale anglaise ne donne à ce sujet que peu de notions. Divers auteurs se sont occupés du *Schok*, surtout au point de vue des accidents de chemins de fer ; mais à ma connaissance deux seulement se sont particulièrement occupés des conséquences que peut avoir le traumatisme cérébral.

En ce qui touche les facultés intellectuelles, le premier, *Legros Clarke*, dans sa troisième lecture faite au Collège royal des chirurgiens de Londres, *sur le diagnostic entre le Schok et les lésions viscérales* (Medical Times and Gazette, 1869), après avoir fait remarquer que les troubles cérébraux ont plus d'importance chez les adultes, dit que les conséquences tardives sont plus graves que les effets immédiats ; mais, pas plus que d'autres, il ne donne le résultat d'aucune autopsie.

Le deuxième, *Thomas Buzzard*, dans un travail qui a pour titre : *Traumatismes par accident de chemin de fer ; leur influence sur le système nerveux et leurs résultats* (Medical Times, 1867), donne une série d'observations dans lesquelles on rencontre des troubles intellectuels divers, tels que : confusion des idées, perte de la mémoire, etc. Il a fait quelques autopsies, mais sans résultat.

Je dois ces indications à M. Brown-Séquard, qui a bien voulu faire des recherches pour m'aider à traiter ce sujet difficile.

M. *Legrand du Saulle*, sans être très affirmatif au sujet de cette cause de folie, croit pouvoir cependant déduire de sa grande pratique que la folie suicide est plus particulièrement la conséquence des traumatismes cérébraux. Quant à la démence sénile, il est convaincu que le traumatisme peut provoquer son apparition prématurée ; témoin l'observation qu'il m'a racontée et que j'ai citée plus haut. Le savant aliéniste a vu, nous l'avons dit, deux autres faits analogues .

M. *Blanche* croit pouvoir conclure de sa grande pratique qu'un certain nombre de folies ont leur origine dans les traumatismes cérébraux, et que ces folies affectent plus particulièrement le caractère du délire des persécutions.

Nous savons que M. Skaë a aussi observé le délire des grandeurs, le contentement de soi-même ; or, le délire des persécutions ne peut-il pas être considéré comme une conséquence naturelle de la manie orgueilleuse; se croire sans cesse poursuivi, persécuté, c'est donner à sa personnalité une importance exagérée que l'orgueil seul peut inspirer. J'ajouterai que le délire des persécutions conduit parfaitement à la folie suicide.

M. *Lasègue*, dans une leçon de clinique faite à la Pitié le 24 juin, résumait ainsi une longue pratique, surtout civile; car, il faut le dire, ce n'est pas dans les hôpitaux qu'on étudie bien les maladies de cet ordre.

« Le traumatisme cérébral, quel qu'il soit, a avec l'ictus spontané une grande analogie; il est presque aussi grave dans ses effets lointains, et devient le plus souvent la cause éloignée, mais certaine, des troubles intellectuels les plus variés. La plupart du temps le blessé devient épileptique, à petit ou à grand mal, à vertiges ou à attaques, et présente toutes les consé-quences intellectuelles de l'épilepsie. D'autres fois il devient paralysé général, avec peu de délire ambitieux, ou aliéné à forme torpide; et, citant des exemples, il rapporte entre autres l'histoire d'un maçon qui a reçu dans une maison en construc-tion une pierre sur la tête. La blessure est sans importance, bien qu'elle ait amené une perte de connaissance de quelques heures, et le malade paraît guérir rapidement; trois ans après il devient paralytique, et bientôt stupide et dément. Le savant professeur terminait cette belle leçon, qu'il avait bien voulu faire en réponse aux questions que je lui avais posées, en disant l'histoire du capitaine de cavalerie que j'ai racontée plus haut, avec les réflexions importantes qui la terminent.

Dans une communication faite au congrès de médecine men-tale de 1878, M. Lasègue avait émis des opinions semblables à celles que j'ai rapportées plus haut; considérant la trace, la plupart du temps ineffaçable, que laisse l'ébranlement céré-bral, il donnait le nom de *cérébraux* à ceux qui, ayant été frappés au cerveau soit par un traumatisme, soit par une lésion spon-tanée, reprennent leur vie ordinaire sans aucun trouble appa-rent, mais n'en ont pas moins en puissance la disposition à une maladie cérébrale de haute gravité.

Pour MM. *Baillarger* et *Lunier*, l'étiologie traumatique des maladies des facultés intellectuelles ne saurait être mise en doute, particulièrement pour l'épilepsie et pour la paralysie générale.

Quant aux vésanies proprement dites, ces aliénistes éminents sont moins affirmatifs.

Morel consacre un chapitre spécial de son Traité des maladies mentales aux folies causées par les lésions traumatiques. Après avoir cité Griesinger, il insiste sur ces faits : que ces troubles cérébraux se manifestent le plus souvent très longtemps après l'accident, et termine par cette phrase significative : « Le nombre de ces faits serait plus considérable si les tendances scientifiques de notre époque n'avaient pas accordé aux causes dites morales une trop grande prédominance dans la pathogénie des maladies mentales.

Enfin après avoir rappelé les faits de Pereira (d'Orléans), et de Chassaignac, dont j'ai parlé plus haut, il rapporte l'histoire d'un gendarme qui, mort de paralysie générale après une chute sur la tête, présentait parmi les symptômes ordinaires de la maladie une singulière tendance au vol.

M. *Desmaisons-Dupallans*, l'un des meilleurs élèves d'Esquirol, me dit que, pendant une pratique très active de quarante années, il ne croit pas avoir rencontré une vésanie proprement dite ayant une origine traumatique parfaitement démontrée. « Il est certain, dit-il, que, si on avait foi aux renseignements donnés, la plupart des aliénés devraient leur maladie à des coups reçus à la tête, à des traumatismes cérébraux. Mais une étude attentive montre facilement l'inanité de ces affirmations.

Pour cet observateur, les traumatismes cérébraux ne paraissent pas modifier ou aggraver l'état des aliénés ordinaires, tandis qu'ils ont une importance très grande chez les paralysés généraux dont ils précipitent la fin.

En ce qui touche la nature des désordres que peut produire un choc sur la substance cérébrale, M. Desmaisons croit qu'il est probable que les chocs de toute nature, depuis le simple coup de poing qui étourdit jusqu'à la chute qui amène la perte de connaissance, que ces chocs, dis-je, amènent une altération dans les éléments de la pulpe cérébrale; mais cette altération n'a pas reçu de preuve anatomique. Cette preuve est d'autant plus difficile à donner que des traumatismes produits par des forces égales amènent les effets les plus différents : les uns sont innocents, les autres très graves.

On pourrait expliquer cette remarque, dont la vérité est incontestable, par le fait que, suivant la direction de la force vulnérante, telle ou telle partie de l'organe central d'une importance plus ou moins grande peut être atteinte; en un mot, un homme est frappé à la tête et les manifestations varient, soit comme gravité, soit comme nature, suivant le point frappé ou suivant la direction du coup. Cette remarque est un argument de plus en faveur de la doctrine des localisations.

Je ne pourrais taire ici combien varient dans leurs opinions les observateurs les plus consciencieux. C'est une preuve de la difficulté du sujet et de la nécessité de faire des observations nouvelles.

Je terminerai en rappelant le résultat d'expériences faites sur les chiens par M. *Bochefontaine* et dont le résultat a été communiqué par lui à l'Institut le 24 décembre 1877.

Ayant injecté du nitrate d'argent dans la substance grise de chiens, cet habile expérimentateur a vu se développer chez ces animaux divers accidents tels que : ataxie locomotrice, épilepsie, perte des sens, paralysie; de plus, ces animaux ont présenté des manifestations délirantes ou maniaques très caractérisées. Bien qu'en fait de troubles fonctionnels du cerveau ayant le caractère intellectuel, il soit difficile de conclure des animaux à l'homme, on ne peut cependant s'empêcher de donner à ce fait expérimental une certaine importance.

II.

RÉFLEXIONS

Les observations qui précèdent et les opinions des hommes éminents qui les suivent suffisent, je crois, pour donner une idée des effets que peuvent avoir sur les fonctions intellectuelles

les traumatismes cérébraux. Il ne serait pas difficile d'augmenter le nombre de ces faits; car tout médecin, ayant quelque pratique, se souviendra d'en avoir rencontré de semblables. Ce qui est difficile, impossible peut-être, c'est de trouver dans la science des observations où la mention *troubles intellectuels* soit assez développée pour qu'on puisse comprendre quelle est celle des facultés de l'esprit qui a été particulièrement atteinte, et aussi quelle est la partie du cerveau qui a été lésée.

Ce n'est cependant qu'avec ces deux notions qu'il sera possible de tirer des faits des conclusions sérieuses, conclusions qui donneront un appui considérable à la doctrine de la localisation des facultés intellectuelles et à la thérapeutique des maladies du cerveau.

Avant d'examiner en détail la façon dont les diverses facultés sont atteintes par les traumatismes cérébraux, je crois devoir entrer dans quelques considérations générales.

Si nous comprenons aujourd'hui comment la bile ou l'urine se forment aux dépens de certains éléments épars dans l'organisme, c'est-à-dire les rapports qu'ont ces liquides avec les reins et le foie, nous ne comprenons pas du tout les rapports étroits du cerveau et de la pensée, et, pour en donner un semblant d'explication, nous recourons à des hypothèses extra-scientifiques ou à des analogies. Cependant, ce que nous savons, c'est que, pour le cerveau comme pour tout autre organe, l'intégrité de la trame est la première condition de l'intégrité du produit. L'albumine dans l'urine éveille chez le médecin l'idée d'une altération du tissu du rein; le désordre de la pensée, des sentiments ou du caractère, fera supposer une altération du tissu du cerveau. Quoi de plus logique?...

Mais, étant donné un désordre quelconque des facultés de l'esprit, quelle est l'altération du cerveau à laquelle il répond ou quelle est la partie de cet organe qui est atteinte?.. Ici la réponse est difficile; la voie est cependant ouverte, car on sait qu'un délire particulier des grandeurs et d'autres troubles purement psychiques se rencontrent chez des personnes qui, ayant excité outre mesure leur intelligence ou leurs passions, sont atteintes d'un ramollissement de la substance grise et meurent de paralysie générale, il y a donc rapport entre l'intelligence et la substance grise.

On sait aussi, après les beaux travaux de Broca, qu'une lésion de la 3ᵉ circonvolution frontale gauche entraîne la perte de la faculté du langage ; la substance grise d'une part, la 3ᵉ circonvolution frontale gauche d'autre part, sont donc des parties du cerveau où siègent et l'intelligence et la faculté du langage. Sur ces deux points, on est fixé d'une façon certaine, mais c'est tout, ou à peu près tout, du moins en ce qui concerne la localisation des facultés intellectuelles.

Un traumatisme, un choc, amènent dans un organe des désordres d'autant plus importants et plus manifestes que sa trame est plus délicate et que les fonctions auxquelles il préside sont plus élevées ; la même force agissant sur l'œil et sur le nez aura sur ces organes des effets bien différents et la même contusion sur le bras d'un terrassier et sur celui d'un pianiste aura sur l'exercice de leurs mains et de leurs doigts des conséquences qu'on ne saurait comparer.

Or, de tous les organes, le cerveau est certainement celui dont la trame est la plus délicate ; nulle fonction n'est plus élevée que celles auxquelles il est préposé ; il est si délicat dans sa contexture, et si important, quant à la place qu'il occupe dans l'organisme, qu'il fallait à sa protection une enveloppe d'une extrême solidité. Tout n'est-il pas disposé pour défendre la pulpe cérébrale contre les agents extérieurs et les origines des nerfs et de la moelle, organes indispensables à la vie ne sont-elles pas placées à la base du cerveau, lieu du corps le plus inaccessible aux violences ?

Si l'intensité des fonctions organiques est en raison directe de la quantité de sang que reçoivent les organes, et cela paraît certain, la perfection de ces fonctions, leur finesse, leur élévation sont en raison de la facilité avec laquelle le sang circule dans leur trame et avec laquelle ce fluide nourricier peut varier dans sa quantité ; je ne parle pas ici de sa qualité dont cependant l'importance est très grande. Un organe à fonctions délicates doit donc être mou ; c'est pour cela que le cerveau préposé aux fonctions les plus élevées est le plus mou des organes; et, le pancréas et le rein préposés à des fonctions très subalternes, les plus durs.

Ce que je viens de dire rend utiles quelques développements sur le rôle que paraît remplir la circulation dans l'exercice des fonctions cérébrales.

Vu la mollesse du cerveau, le sang, nous l'avons dit, circule dans sa trame, et il peut varier dans sa quantité avec une extrême facilité. Par suite, les capillaires plus ou moins dilatés compriment plus ou moins les éléments nerveux qui les entourent. Ces variations sont infinies. Elles peuvent aller de l'hémorrhagie cérébrale qui est la rupture par excès de dilatation jusqu'à la syncope qui suit leur resserrement. Entre ces extrêmes, sont la congestion, les délires, l'excitation intellectuelle et le fonctionnement normal du cerveau, sans compter les innombrables modifications que peuvent subir les facultés intellectuelles. Enfin surviennent les troubles provoqués par l'ischémie qui sont les dépressions des facultés intellectuelles, le sommeil et certaines pertes de connaissance.

Je prends un exemple :

Un homme éprouve une émotion vive, il rougit ou pâlit. C'est que les capillaires de sa face se sont relâchés ou contractés sous l'influence de leurs vaso-moteurs, lesquels sont mis en action d'une façon encore inconnue par les centres nerveux qui ont perçu l'émotion. Mais ce qui se passe à la face se passe également dans le cerveau. Là, les capillaires dilatés ou resserrés agissent sur les éléments nerveux lesquels, enfermés dans une boîte inextensible subissent une action plus ou moins violente. Ici plus de rougeur ni de pâleur du moins apparentes; mais excitation, congestion, apoplexie ou abattement et syncope. Alors se réalisent les expressions suivantes : *En apprenant cette nouvelle il a perdu la tête et s'est mis dans une colère terrible, il a été comme hébété, il a été comme foudroyé.*

La pensée de rapporter à la circulation les désordres des fonctions nerveuses s'applique mieux encore à la pathologie qu'à l'analyse de l'existence ordinaire. Ainsi : admettons que le phénomène que nous venons d'indiquer se passe au milieu des éléments d'origine des nerfs des sens. Le malade aura des hallucinations ; si ce sont des éléments moteurs ou sensitifs qui sont troublés dans leur arrangement normal, surviendront des troubles dans la sensibilité et dans la contractilité musculaire, comme des convulsions, de la contracture, de la paralysie, des névralgies, de l'anesthésie ou de l'hyperesthésie. Il ne saurait en être autrement pour les éléments nerveux des points du cerveau qui président à telle ou telle fonction d'un ordre plus élevé telles que : l'attention, la mémoire, l'imagination, l'association des idées, etc., etc. Alors surgiront des troubles de ces fonctions, de l'incohérence, du délire, de la manie, de l'amnésie, etc.

En un mot, pour moi, toutes les lésions des fonctions cérébrales sont dues la plupart du temps à un trouble apporté dans les origines de leurs nerfs par le sang qui circule dans la trame nerveuse de ces origines.

On fera peut-être à ces idées le reproche d'être une hypothèse mécanique ; je le veux bien, mais a dit M. Crookes, le grand physicien dont s'honore l'Angleterre, *les hypothèses sont les poteaux indicateurs qui nous guident dans la route des recherches,* et mieux vaut à mon sens invoquer une action mécanique qu'au le principe vital et les esprits animaux ou que donner une explication qui n'explique rien du tout.

Organe très mou et ayant une trame d'une finesse en rapport avec la délicatesse des fonctions qu'il remplit, le cerveau subit dans l'intimité de son tissu, sous l'influence d'un traumatisme, des modifications qui, pour n'être pas peut-être apparentes, n'en sont pas moins profondes. En outre des modifications qui peuvent être apportées dans les capillaires de ce tissu par la même cause, les éléments cellulaires sont certainement atteints dans leurs rapports entre eux ou dans leur texture, et les manifestations qui en émanent ne peuvent être que troublées. Nous ne croyons pas que l'anatomie pathologique de la commotion cérébrale soit faite à ce point de vue.

Mais ce que nous savons, c'est que l'ébranlement, le choc, produisent dans les propriétés des corps mous des modifications considérables. Faute de meilleure explication du phénomène, nous disons que le choc détermine en eux une altération moléculaire. Ainsi, les œufs fécondés voyagent difficilement en chemin de fer; l'ébranlement détruit chez eux l'aptitude à la reproduction. L'ébranlement longtemps prolongé d'une masse de fer transforme la forme de ses éléments, de fibreux ils deviennent cristallins; c'est pour cela, tout le monde le sait, que les essieux de voitures se cassent; il en est de même de la gutta-percha. Une masse d'eau tranquille peut descendre sans changer d'état à 4 ou 5 degrés au-dessous de zéro. Imprimez-lui un léger ébranlement : elle se congèle, etc.

Il est permis de penser que le microscope, manié par une habile main, peut donner la connaissance de ces modifications de texture; et qu'alors qu'il montre la disposition normale des cellules cérébrales, leurs formes, leur prolongement et leurs anastomoses, il peut dire le désordre qu'apporte dans leur trame et dans les rapports qu'elles ont entre elles un traumatisme quelconque; mais, jusqu'à ce jour, je ne crois pas qu'il l'ait fait.

Je sais que mes collègues à la Faculté de Bordeaux, MM. Pitres et Coyne, se proposent de faire des recherches dans ce sens; mais que de patience, de temps et d'habileté ne faudra-t-il pas pour mener à bien cette étude!

Je ferai une dernière remarque : il peut être déduit de l'étude des faits précédents et des opinions émises par les observateurs, que les troubles fonctionnels chroniques du cerveau tels que l'épilepsie, l'aliénation mentale, la paralysie générale, etc., etc., sont souvent séparés du traumatisme qui les détermine par un très long espace de temps; la blessure a au premier chef une action lente, ou pour mieux dire des conséquences très éloignées.

Dans le monde inorganique, les exemples d'actions semblables sont nombreux, témoin l'action de l'acide carbonique de l'air sur les pierres et sur les vitres, la diminution de hauteur des montagnes, les modifications de forme des continents, etc., etc. Dans le monde organique on en rencontre un bon nombre, mais leur explication laisse encore beaucoup à désirer, sauf en ce qui touche l'incubation de certains virus où le génie d'un Pasteur a démontré l'existence d'un microbe; les maladies héréditaires qui existent à l'état virtuel pendant une partie de la vie ; les maladies diathésiques qui existent aussi à l'état virtuel et qui manifestent de temps à autre leur existence par des poussées d'importance diverses, ainsi le rhumatisme, la syphilis, la tuberculose, etc., etc.

Mais ce ne sont là que des analogies éloignées qui ne sauraient expliquer le fait singulier d'une épilepsie qui se développe cinq ou six ans après un traumatisme cérébral, et qui est évidemment causée par lui.

Par suite, on est conduit à se demander si le nom de *cérébraux*, que M. Lasègue donne à ceux qui ont été atteints au cerveau et qui sont comme fatalement voués à une maladie cérébrale plus ou moins lointaine, ne peut pas être rapproché des qualifications de tuberculeux, de rhumatisants ou de syphilitiques.

Ces considérations émises, étudions successivement les phénomènes pathologiques d'ordre intellectuel qui sont produits par les traumatismes cérébraux.

Coma : Un homme frappé à la tête tombe *sans connaissance.* Que faut-il entendre par cette locution vulgaire ? Le blessé est étendu sur le sol, les yeux fermés, la face pâle ; son pouls est en général précipité, et sa respiration, libre d'abord, devient bientôt stertoreuse ; les membres soulevés retombent inertes, et les sens et la sensibilité sont si obtus, qu'un appel éclatant ou un violent pincement ne provoquent chez lui qu'un sourd grognement. Les sphincters relâchés laissent sortir l'urine et les matières fécales. Si l'accident est arrivé après le repas, le blessé vomit, c'est que la violence a été si forte que transmise, au travers du crâne brisé ou non, dans la masse cérébrale, elle a provoqué comme le *brouillement* des éléments qui constituent la pulpe de l'organe. Les cellules cérébrales de toutes les origines nerveuses sont ébranlées à la fois ; voilà pour les sens, pour la motilité, pour la sensibilité ; toutes celles de la substance grise ou de toute autre partie du cerveau qui correspond aux diverses facultés sont également ébranlées ; voilà pour l'intelligence. Cet homme, tout à l'heure actif et conscient, est une masse inerte, mais vivante, dont les fonctions de la vie organique subsistent seules encore. Il n'est pas mort, mais il est près de l'être; il est comme endormi, mais d'un sommeil sans réveil; il est dans le coma.

Notre blessé est secouru et revient à la vie, mais revient-il à l'existence tout entière? Nullement! Il présente des phénomènes variés dont nous restreindrons l'étude à ceux qui touchent aux facultés de l'esprit, et il passe par des phases diverses qui ne sont pas toujours les mêmes.

Parmi les observations plus haut rapportées, il en est bien peu où le coma ne soit pas mentionné; mais ce phénomène, le premier qui suit l'accident, a duré de quelques instants à quelques jours.

Hébétude, stupeur. — Le plus souvent, du moins quand le coma a été d'une certaine durée, au moment où le blessé ouvre les yeux, son regard est hébété, stupide; il considère avec étonnement tout ce qui l'entoure et on lit dans ses yeux qu'il ignore absolument ce qui lui est arrivé et où il est. Il y voit ou paraît y voir, et c'est tout. Il ne peut ni ne saurait regarder; s'il parle, et il le fait s'il n'est pas aphasique, il prononce mal des mots sans suite; mais le plus léger effort a raison de ses forces renaissantes, toutes ses facultés sommeillent encore, et leur manifestation est absolument incomplète. On sent qu'elles vont revivre, mais elles sont encore obtuses pour deux raisons : les éléments nerveux qui président à leur fonctionnement sont atteints, et les sens frappés dans l'origine de leurs nerfs sont presque fermés; en un mot, la porte qui laisse entrer les impressions n'est qu'entre-bâillée. Cet état que je n'ai pas à décrire, car il est connu de tous, est le plus souvent de courte durée, et n'est qu'une transition. Il est cependant des cas dans lesquels il a persisté très longtemps, même pendant toute la vie; le blessé est resté comme idiot.

Délires. — Délirer c'est penser, mais penser en désordre; aussi est-ce la première manifestation intellectuelle du blessé; les sens mal équilibrés transmettent à des facultés incomplètes des sensations fausses; ainsi, le blessé voit des fantômes ou des monstres, entend des bruits étranges, est poursuivi par des odeurs infectes et a des hallucinations de toute sorte qui agissent sur des facultés incapables de reconnaître les erreurs qui leur sont apportées. De ces facultés les unes sont exaltées, les autres déprimées, et l'on comprend ce que produit une sensation déjà fausse qui arrive dans un cerveau dont le jugement sommeille, où la mémoire est incomplète et dans lequel une faculté quelconque peut avoir une énorme prédominance. L'incohérence ne peut qu'être la suite d'un semblable état de choses, car l'équilibre indispensable au bon fonctionnement cérébral n'existe plus. Pour lui faire suivre sa route, les chevaux qui traînent un char doivent marcher ensemble; si, affolés, chacun d'eux tire à lui, le char marche, il est vrai, mais il est emporté au milieu d'épouvantables cahots.

Somnambulisme. — L'état singulier qui porte ce nom peut être provoqué par un traumatisme cérébral, nous en avons un exemple considérable dans le *somnambule de Mesnet* dont nous avons parlé plus haut. Le traumatisme chez ce malade était une plaie d'arme à feu qui avait atteint d'avant en arrière les parties supérieures des deux circonvolutions frontale et pariétale ascendantes qui limitent le sillon de Rolando du côté gauche. Y a-t-il une relation entre la lésion de ce point du cerveau et le désordre intellectuel observé ; la chose est probable, mais c'est tout. Une seule observation est insuffisante pour établir plus qu'une probabilité.

Il est dans la science un autre fait analogue, il est rapporté dans le 3e volume des Annales des sciences physiques de Genève : un somnambulisme particulier aurait été la suite de coups reçus sur la tête (voir Franck) ; cette indication est suffisante pour qu'on étudie à l'avenir le sommeil des blessés ou guéris d'un traumatisme du cerveau.

Hallucinations. — J'ai parlé et je parlerai encore des désordres amenés par les traumatismes dans les origines des nerfs des sens ; ceux-ci peuvent même être isolément abolis par une commotion, ainsi, on cite le fait d'un individu qui est devenu aveugle à la suite d'un coup sur la tête. Ces désordres se manifestent par des hallucinations et les exemples en sont nombreux. Elles accompagnent la plupart du temps les délires, mais, observées seules ou presque seules, elles peuvent faire croire que le blessé ou l'ancien blessé est devenu aliéné.

Je n'ai pas à m'étendre ici sur les hallucinations compatibles avec l'état de raison dont Brière de Boismont a fait une étude si remarquable; mais je ne saurais trop insister sur l'origine de cette sorte de trouble intellectuel. Toutes les hallucinations appartiennent à la variété qu'à établie M. Baillarger; toutes sont psycho-sensorielles. S'il en est quelques-unes qui aujourd'hui paraissent purement psychiques, j'ai la confiance qu'une étude plus précise des maladies des facultés de l'esprit finira par les réunir aux autres.

Quant à l'assertion que l'hallucination a son origine non dans le sens lui-même, mais dans les origines de ses nerfs, je n'ai pas à la démontrer autrement qu'en rappelant ce fait frappant : il y a des aveugles et des sourds hallucinés de la vue et de l'ouïe. Ce que j'ignore comme tout le monde, c'est la nature du trouble apporté dans cette origine, soit par une maladie locale ou générale, soit par un traumatisme.

Troubles de la mémoire. — Au sortir du délire, alors que les facultés de l'esprit commencent à reprendre leur équilibre, le blessé présente des troubles de la mémoire qui, quelquefois, durent peu de temps, mais qui, dans certains cas, sont ineffaçables.

Rien de frappant comme ces troubles; ils n'ont sans doute pas cet effet extraordinaire de faire ressembler le blessé à un homme qui aurait deux personnalités comme il en est de la jeune Félida dont ailleurs j'ai raconté l'histoire, mais ils n'en sont pas moins étranges et leur étude soulève des questions d'une haute portée. Un fait domine tous les autres, c'est que, toujours ou presque toujours, le blessé a perdu le souvenir, non seulement de ce qui s'est passé depuis l'accident jusqu'à son retour à la connaissance; mais, de ce qui s'est passé pendant une période de temps plus ou moins longue *antérieure à l'accident.* Je ne parle pas de celui-ci dont le souvenir est toujours perdu.

Ainsi, du malade que j'ai étudié dans le service de M. Tillaux; après plus de 15 jours, la guérison étant complète, il ignorait tout ce qu'il avait fait pendant la journée qui avait précédé sa blessure, et ne savait pas où et avec qui il avait déjeuné et dîné, etc., etc. Ainsi du blessé que j'ai vu dans le service de M. Demons à l'hôpital de Saint-André de Bordeaux et de nombre d'autres. Les faits empruntés à M. Durieu, de Ribérac, présentent particulièrement ce phénomène d'amnésie *antérieure ou rétrograde*. Et M. Ribot dans son remarquable travail sur les maladies de la mémoire, insiste sur la réalité du phénomène et donne de nombreux exemples à l'appui.

Il en est de même de M. Jules Fabret qui, dans l'article *Amnésie* du Dictionnaire encyclopédique des sciences médicales, signale ce phénomène comme très remarquable et rappelle que dès 1825 Brodie en a cité des exemples, et qu'après cet auteur et jusqu'en 1864, Toulmouche et Henle s'en sont aussi occupés.

Il est évident que des deux parties de la mémoire la conservation et la reproduction, l'ébranlement cérébral n'a altéré que la deuxième; la conservation a persisté puisque quelques jours après l'accident le malade se souvient, mais la faculté d'évoquer l'image conservée a momentanément disparu.

Il est aussi des cas dans lesquels le souvenir de certains faits a disparu tout entier. Ainsi : parmi les blessés dont j'ai raconté l'histoire, l'un a toujours nié qu'il ait jamais travaillé au Palais-Royal où était cependant arrivé son accident. Un autre cité par M. Durieu n'a jamais su les commissions dont il s'était acquitté avant d'être emporté par son cheval.

N'est-il pas étrange qu'un phénomène de cette importance soit si peu connu? Voyons quelle conséquence il peut avoir en médecine légale et imaginons un exemple, un cas :

Un homme est abattu d'un coup de bâton ou de canne plombée; revenu à la connaissance, interrogé, il raconte avec détails les circonstances de l'accident dont il a été victime et donne le signalement du meurtrier. La justice arrête, poursuit et condamne. Quoi de plus ordinaire et en apparence de plus juste. Eh bien, aujourd'hui j'aurais des doutes et je me demanderais si ce que raconte le blessé est bien l'expression de la vérité? Ne serait-il pas possible en effet qu'un innocent auquel le blessé en voudrait à l'avance soit la victime d'une déposition basée sur un faux souvenir ou dictée par la haine?

Je ne voudrais pas obscurcir, sans raison sérieuse, une notion jusqu'à ce jour acceptée; mais la perte du souvenir des faits antérieurs à la blessure est certaine. Si elle n'est pas la règle, elle est d'une très grande fréquence surtout quand l'accident a été suivi de perte de connaissance. Or en montrer les conséquences, c'est rendre simplement hommage à la vérité scientifique et, en inspirant au juge une méfiance salutaire, honorer la justice.

D'autres troubles de la mémoire ont été observés : on a vu des blessés qui avaient perdu le souvenir seulement des substantifs et des noms, — ainsi, l'officier qui ne pouvait nommer le baron Larrey, tel autre a perdu le souvenir de son adresse, n'a plus la notion des images et ne saurait se représenter un lieu qu'il connaît bien, ne sait plus calculer et fait des fautes d'orthographe.

Des diverses façons dont la mémoire peut être atteinte, il semblerait résulter qu'il y a plusieurs mémoires et que chacune d'elles est localisée dans un point différent du cerveau qui peut être isolément atteint. Nous ne pensons pas qu'il en soit ainsi; pour nous, la mémoire n'est pas localisable dans le sens ordinaire du mot, il y a deux ans déjà, nous avons émis cette hypothèse et nous pensons comme M. Brown-Séquard, qu'étant mêlée à l'exercice de toutes les facultés de l'esprit, ses éléments doivent être épars dans le cerveau tout entier, la mémoire aurait une *localisation disséminée*.

S'il en est ainsi, telle partie de la mémoire ne sera pas isolément atteinte parce qu'un seul point du cerveau aura été frappé, elle devra son altération à l'ébranlement de la masse cérébrale dans laquelle un choc ayant une intensité et une direction que la plupart du temps on ne saurait apprécier, aura produit un trouble moléculaire spécial.

Je ne tenterai pas de donner une explication du trouble de la mémoire qu'on peut nommer *l'amnésie rétrograde d'origine traumatique*. Ce serait œuvre insuffisante ou au moins prématurée ; mais je dirai une analogie empruntée à la vie courante afin de faire bien saisir son mécanisme :

Un photographe a enfermé dans un tiroir et conservé pour plus tard des milliers de clichés ; survient un accident à ce tiroir, il est renversé, les clichés sont brouillés, mêlés, confondus, et pendant un certain temps jusqu'à ce qu'il les ait replacés dans leur ordre accoutumé, il est impossible à ce photographe de s'en servir. Aucun d'eux n'est cependant altéré, en lui-même, l'ordre remis dans le tiroir, le photographe se servira de ses clichés comme auparavant, — j'ajouterai qu'il pourrait arriver que quelqu'un d'eux soit complètement détruit.

C'est là une représentation parfaite de l'amnésie rétrograde d'origine traumatique.

Un traumatisme survient qui brouille les éléments cérébraux préposés à la mémoire, les images qu'elle conserve sont mêlées, confondues et quelque effort que fasse l'intelligence, quelque volonté qu'on y mette, elles ne peuvent plus être évoquées bien qu'elles existent ; intactes en un mot, ainsi que nous l'avons dit la conservation persiste, la reproduction seule manque.

Il peut arriver aussi, comme pour les clichés photographiques, que quelques images soient détruites, et que par suite les souvenirs qu'elles représentent ne reviennent jamais. Je rappelle encore ici le fait du domestique de Ribérac qui n'a jamais pu savoir les commissions qu'il avait faites avant sa chute de cheval.

Il faut bien reconnaître que le phénomène que nous venons de décrire, donne à l'élément somatique de la mémoire une importance que les partisans exagérés de l'idée que les fonctions intellectuelles sont purement psychiques, ne sont peut-être pas disposés à lui donner.

Aphasie. — Si la localisation de la faculté du langage articulé devait être démontrée, elle le serait facilement aujourd'hui par les faits de lésion traumatique de la troisième circonvolution frontale, à laquelle les Anglais donnent aujourd'hui le nom de circonvolution de Broca qu'elle gardera désormais. — Quoi de plus frappant en effet que de voir les sujets de plusieurs des observations précédentes perdre en tout ou en partie la faculté du langage, parce que la région de leur troisième circonvolution cérébrale gauche a été atteinte. La chose est si claire, que je n'y insisterai pas, je ferai seulement remarquer combien grand est l'appui que donne ce fait à la doctrine générale des localisations cérébrales.

Je sais que le moment est peut-être éloigné, où il sera permis de dire de l'attention, de l'imagination, du jugement ou de toute autre faculté de l'esprit qu'elle siège dans tel ou tel point du cerveau, ou dans plusieurs points à la fois; mais il est aujourd'hui possible de prévoir que la science indiquera ces points. Les lésions de cause interne suivies d'autopsie ne seront pas les seules à donner de précieuses notions, les traumatismes cérébraux donneront aussi les leurs ; il faudra seulement que l'étude des malades soit autrement faite qu'elle ne l'est aujourd'hui et que le médecin ne se contente pas de la mention aussi vague qu'insuffisante de *troubles intellectuels;* il devra par une analyse psychologique patiente des facultés de son malade, se mettre en mesure à l'avance d'expliquer les lésions cérébrales dont l'autopsie, faite le microscope à la main, lui dira l'existence. C'est pour ces faits surtout que l'alliance intime de la médecine et de la psychologie doit être une réalité.

Troubles du caractère et des sentiments. — Tout le monde sait ce que signifient ces mots : avoir un bon ou un mauvais caractère, de bons ou de mauvais sentiments, être emporté, passionné ; or nombre d'états physiologiques ou d'actions purement physiques font subir à ces manifestations intellectuelles des variations dont on a trop négligé l'étude.

Pendant qu'elle a ses règles, la femme a des variations de caractère connues de tout le monde, l'état puerpéral amène fréquemment avec lui des troubles de cette nature, et la manie puerpérale est une entité morbide très caractérisée.

Pour ne parler que des maladies nerveuses les plus connues, l'hystérie amène dans le caractère et dans les sentiments des modifications considérables ; tout le monde sait la malice, la méchanceté de ces sortes de malades, leur rouerie, l'exagération et la singularité de leurs sentiments affectifs ; tout le monde sait aussi le caractère violent, souvent terrible, des épileptiques qui, poussés par des impulsions irrésistibles, commettent des meurtres dans les circonstances les plus atroces ; on sait aussi l'habileté des uns et des autres, quand ils sont calmes, pour combiner les méchantes actions. — Enfin les paralysés généraux ont un caractère bien tranché, toujours contents d'eux mêmes, ils voient tout en beau, et leurs sentiments sont en harmonie avec les idées spéciales à leur maladie : les idées de grandeur.

Le malade que j'ai étudié dans le service de M. Péan a vu, avant l'extraction du fragment de balle qui a nécessité chez lui l'opération du trépan, son caractère se modifier; doux et patient avant sa blessure, il était devenu susceptible à l'excès ; un rien le fâchait ; au moment où je l'ai étudié, il était opéré depuis vingt jours et bien près de la complète guérison, à ce moment il avait la conscience que son caractère revenait ou était revenu à son état ancien. Ce jeune homme est très intelligent et ses affirmations étaient de la plus parfaite netteté. Pour plus de précision, je lui ai posé la question suivante : Si on vous avait donné un soufflet avant votre blessure et aujourd'hui ou pendant les neuf ans qu'a duré votre maladie, qu'auriez-vous fait? « Aujourd'hui comme avant, m'a-t-il répondu, je le rendrais, mais non sans avoir un peu réfléchi. Pendant les neuf années, je l'aurais rendu sans aucune réflexion. »

L'enfant de 13 ans que j'ai étudié chez Broca était l'un des élèves les plus doux et les plus disciplinés de sa classe ; après sa blessure et sa guérison il est devenu malicieux et emporté, et son indiscipline passe toute mesure.

M. L..., le blessé de Levallois-Perret, auparavant d'un naturel vif et bon, a été pendant deux mois irritable, soupçonneux, susceptible et impatient.

Pour éviter les répétitions oiseuses, je puis dire dès ce moment que chez tous les blessés que j'ai étudiés au point de vue du caractère, j'ai rencontré le même changement; tous étaient ou ont été susceptibles, violents, soupçonneux, méchants ou hargneux. Griesinger et Schlager ont fait la même remarque.

Quant aux sentiments, le changement est autre; les malades

deviennent sensibles et s'attachent facilement, témoin l'un des blessés qui fait le sujet d'une des observations précédentes et qui s'était si follement épris de la religieuse qui le soignait à la Pitié. Ici je ferai une remarque : ne pourrait-on pas supposer que cette exagération des sentiments affectifs est la conséquence nécessaire de l'affaissement intellectuel qui peut suivre le traumatisme, et non la conséquence propre à celui-ci ? Je laisse ce doute à l'interprétation du lecteur.

On pourrait objecter à l'idée que j'émets : à savoir que les traumatismes cérébraux ont une action sur le caractère, que tous les convalescents de toutes les maladies et toutes les personnes atteintes de maladies graves sont par le fait seul de leur convalescence ou de leur état maladif, tristes, irritables, impatients. Je reconnais qu'il en est ainsi, et il n'est pas difficile d'en trouver la cause dans l'ennui, dans les idées tristes que fait surgir la peur de la mort et dans l'exagération de la personnalité qu'amènent chez les malades les attentions de leur entourage ; mais ces modifications sont bien fugaces et ne sauraient être comparées à celles qui persistent chez un blessé du cerveau, après qu'étant guéri il a repris son existence ordinaire.

Attention, volonté, raisonnement, etc., etc. — Les autres manifestations intellectuelles de l'activité cérébrale peuvent aussi être atteintes par le traumatisme de l'organe central, aussi bien que celles dont je viens de parler ; seulement il est difficile d'étudier isolément le trouble qu'elles présentent ; ces facultés en effet, de même que la mémoire, ne peuvent fonctionner les unes sans les autres ; et de même que pour cette dernière on est conduit à leur supposer, avec M. Brown-Séquard, une localisation *disséminée*.

J'ajouterai que l'affaissement intellectuel qui de près ou de loin suit le traumatisme, porte à la fois sur toutes les facultés qui concourent à l'accomplissement de l'acte, depuis l'attention jusqu'à la volonté.

Il est cependant permis de déduire de l'observation, que certaines de ces facultés ont été particulièrement atteintes. Ainsi, le blessé de Levallois-Perret, M. I...., me disait que, bien qu'il fût complètement guéri, il lui a été longtemps impossible de fixer son attention ; la moindre lecture le fatiguait outre mesure, et les opérations intellectuelles qui avaient besoin d'un raisonnement et d'une association d'idées lui étaient particulièrement difficiles. Ainsi, nous l'avons dit, il a fait longtemps des fautes d'orthographe et se trompait dans les calculs les plus simples. Evidemment, à ce moment, la guérison de M. L... n'était pas aussi complète qu'il le croyait.

Dans les pages qui précèdent, j'ai étudié les effets du traumatisme sur les fonctions cérébrales de l'ordre le plus élevé ; et, pour arriver à ce but, j'ai rapporté un grand nombre de faits dont plusieurs ont été étudiés par moi avec la plus scrupuleuse attention. Il m'a semblé que le traumatisme cérébral avait une influence plus considérable qu'on ne le croit d'habitude, et je serais heureux que ce travail apportât quelque lumière à cette question difficile et surtout que les médecins, faisant appel à la psychologie, étudient à ce point de vue les malades que le hasard leur envoie ; malheureusement, nous sommes encore loin du temps où, par un accord complet de la physiologie et de la psychologie, l'étude de toutes les fonctions du cerveau, de quelque ordre qu'elles soient, fera sérieusement partie du domaine de l'art de guérir ; mais ce temps viendra : nous en avons la confiance.

J'aurais particulièrement désiré qu'il fût possible de déduire des faits que j'ai réunis non sans peine, ceci : que de même que certains mouvements, les sens ou le langage articulé, ont pour origine certains points du cerveau ; d'autres émanations de ce centre, d'un ordre plus élevé, je le veux bien, mais d'une origine non moins organique, depuis l'attention jusqu'à la mémoire, sont localisables d'une façon quelconque. Ici encore les temps ne sont pas venus, et, je le reconnais, les faits ne sont pas suffisants pour appuyer invinciblement les convictions de la théorie. Mais ces temps viendront ; car il est impossible que l'étude ne fasse pas pour toutes les fonctions du cerveau ce qu'elle a su faire pour quelques-unes. Semblable travail est loin d'être au-dessus de l'intelligence d'un bon observateur qui aura sous la main des faits bien étudiés.

C'est ainsi qu'étant donné un blessé qui présente certains troubles intellectuels, il sera permis de déduire de la nature de ces troubles quel est le point du cerveau le plus particulièrement atteint et sur lequel doivent porter les efforts de la thérapeutique. Ainsi, d'après la nature des sécrétions de l'estomac et du rein, nous jugeons de leur altération et du remède qu'il y faut apporter.

Alors, peut-être, nous pourrons y voir plus clair dans les ténèbres des maladies dites nerveuses, et réaliser mieux encore le but que tout médecin doit poursuivre, le soulagement de l'humanité.

Paris. — A. PARENT, imp. de la Faculté de méd., rue M.-le-Prince, 29-31.

IDÉES D'UN ARTILLEUR

QUESTION SOCIALE

SALAIRE

PAR

ERNEST BOTTARD

ANCIEN ÉLÈVE DE L'ÉCOLE POLYTECHNIQUE

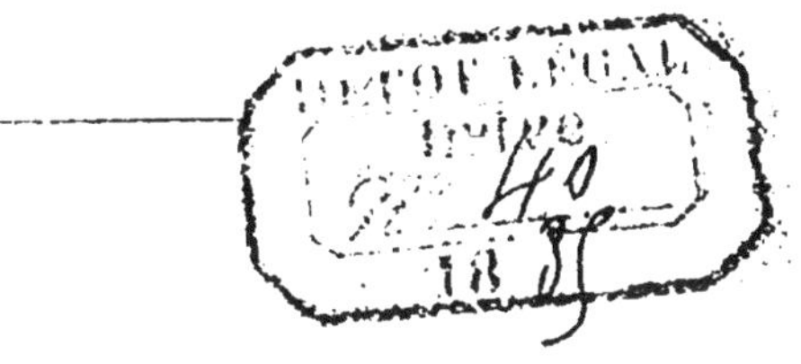

CHATEAUROUX

IMPRIMERIE, LITHOGRAPHIE ET STÉRÉOTYPIE A. MAJESTÉ,

2, RUE DU TRIBOT, 2

1885

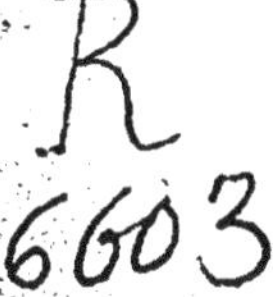

QUESTION SOCIALE

SALAIRE

La question sociale, puisqu'ainsi on la nomme, est émaillée d'une multitude de théories plus ou moins étranges, théories qui n'ont aucun rapport avec la logique et avec la raison. Tout en se contredisant les unes les autres, quelquefois avec une naïveté sans pareille, elles viennent toutes aboutir à la même conclusion, à l'augmentation des salaires. C'est pour cela qu'elles ont été créées et mises au monde.

Le grand prêtre du socialisme, M. Karl Marx, a eu la malheureuse idée d'exposer ses doctrines sous une forme mathématique, forme qui en fait ressortir de la façon la plus évidente l'inexactitude, ou pour mieux dire la fausseté. De plus ces doctrines dénotent clairement de la part de l'auteur le parti pris d'arriver quand même à des conclusions qui sont en complète contradiction avec les faits, avec le simple bon sens. Un ouvrier cependant peu instruit, peu intelligent, admettra volontiers et théories et conclusions. D'un côté en effet elles flattent ses passions, ses rancunes, de l'autre elles sont présentées avec assez d'habileté pour qu'il ne puisse

saisir le vice du raisonnement. M. Karl Max a fait là
une mauvaise action, il a excité sans conviction les travailleurs contre les patrons, contre les bourgeois. Avec
la meilleure volonté du monde, nous le répétons, il est
impossible de croire à sa bonne foi, quand on le voit
faire dans ses raisonnements abstraction des capitaux
engagés, de l'intelligence, du travail des chefs d'établissements, des pertes de toute nature que ces derniers peuvent éprouver. Chose incroyable, la science
elle-même qui perfectionne l'outillage dans les industries est condamnée par lui; car, dit-il, les machines les
plus ingénieuses suppriment une partie de la main
d'œuvre, par suite nuisent à l'ouvrier. Autrement dit,
mieux vaut la barbarie que la civilisation.

Dans une brochure (l'Internationale et les Socialistes, 1875) nous avons examiné dans tous leurs détails ces doctrines extraordinaires; nous en avons montré l'incohérence et l'absurdité. Nous n'y reviendrons
pas. De même, dans d'autres brochures, nous avons
prouvé d'un façon irrécusable que tous les moyens pro-
posés pour établir l'égalité entre les citoyens : partage
des biens, suppression de l'héritage, etc., ne pouvaient
conduire qu'au gâchis et à la ruine, non seulement de
la société, mais encore de l'humanité. L'égalité en effet
est impossible par cela seul que les hommes n'ont ni la
même force, ni la même intelligence, ni les mêmes ap-
titudes.

Il nous reste, pour en finir avec cette éternelle question sociale qui est venue si sottement se mettre en travers de tous les progrès rêvés par les penseurs et les
hommes d'élite, à dire un mot de cette haine insensée

vouée par la plupart des travailleurs aux patrons, aux bourgeois, et enfin à traiter à fond la question du salaire que nous n'avons fait qu'effleurer jusqu'ici dans les différentes brochures que nous venons de citer.

Parlons d'abord des mauvais sentiments qui poussent en général les ouvriers à faire une guerre aussi injuste qu'absurde aux patrons et à cette classe bourgeoise si vilipendée, sur laquelle matin et soir tombent drû comme grêle les malédictions de tous nos socialistes chevelus et échevelés. Nous pouvons nous prononcer, car nous sommes désintéressé dans la question. Après avoir servi pendant 25 ans la patrie, nous vivons d'une petite pension et d'un modeste revenu qui nous a été laissé par nos parents. Ce revenu, nous ne l'avons pas jeté par la fenêtre comme ont fait bien des déclassés, bien des démagogues, qui crient maintenant à tue-tête : vive l'anarchie, vive la sociale. Malgré cela cependant, nous sommes soldat, une vieille culotte de peau si vous voulez, mais non un bourgeois. Qu'est-ce qu'un bourgeois, en effet, aux yeux du travailleur qui porte sa casquette à trois ponts sur l'oreille et le plus souvent son outil en bandoulière? Qu'est-ce qu'un bourgeois aux yeux des divins collectivistes qui veulent d'abord tuer tous ceux qui ne pensent pas comme eux, et fonder, après avoir accompli ce haut fait, la République de leur rêve? Le bourgeois est un viveur, un jouisseur, un repu, un centre-gaucher en un mot, puisque cette qualification est devenue, hélas! nous ne savons pourquoi, la plus cruelle injure qu'il soit possible d'adresser à un homme. Or, nous n'avons jamais été viveur, jouisseur, et encore moins repu. Nous avons couché plus d'une fois sur la

dure et sous la tente, nous nous sommes promené suivant les caprices du gouvernement, beaucoup plus souvent que nous n'aurions voulu, recevant avec une insou-
ciance plutôt feinte que réelle les rayons du soleil, la
pluie, la neige, etc. Pour cela on nous donnait de 7 à 9 fr.
par jour. Que faisaient pendant ce temps là bon nombre d'ouvriers ? Ils allaient et vont encore, leur journée
finie, se chauffer les pieds sur les chenets et se coucher
dans un bon lit, tout en répétant aux échos d'alentour
qu'il leur faut pour vivre de 10 à 12 francs, désir que
quelques-uns traduisent élégamment par ces mots « Du
pain ou du plomb ! ». De cette comparaison qui montre
que la vie du soldat est plus rude, plus accidentée que
celle de l'ouvrier, il résulte que le soldat n'est pas un
bourgeois. Nous voulions le prouver ; c'est fait. Donc,
comme nous le disions en commençant, nous sommes
désintéressé dans la question et nous pouvons sans
crainte d'être accusé de partialité, prendre la parole
dans le débat.

Eh bien ! ma foi, nous trouvons qu'un assez grand
nombre de journalistes qui se posent en défenseurs du
peuple, qui tous les matins jettent feu et flammes dans
les feuilles que l'on qualifie d'avancées et que l'on pourrait à bon droit considérer comme fort en retard, jouent
un rôle très peu civilisateur. Le meilleur moyen
de nous ramener la barbarie, suite inévitable des guerres
civiles et sociales, c'est d'exciter les plus mauvaises
passions, la haine, la vengeance, la jalousie, c'est de
remplacer le précepte du Christ par ces paroles diaboli-
ques vomies par les enfers : « Détestez-vous les uns les
autres ». Les journalistes dont nous parlons font-ils

autre chose? Non, ils marchent au contraire dans cette voie avec un entrain sans pareil. Pourquoi agir ainsi ! Est-ce parce que les mortels ont donné pour toute récompense au Christ une couronne d'épines, tandis qu'ils ont presque toujours comblé de biens et d'honneurs les émules de Satan qui savent mettre en mouvement les instincts les plus détestables de l'humaine nature? Peut-être. Dans tous les cas ce n'est ni bon ni brave. Mais bah ! ne lançons pas l'excommunication majeure et mineure, ne faisons pas de sermon, cela ne servirait à rien, et puis les sermons sont ennuyeux, on ne les écoute jamais d'abord par genre, ensuite parce que les prédicateurs fiers de la bonté de leur cause se donnent rarement la peine d'intéresser leurs auditeurs. Remplaçons donc excommunication et sermon par une simple histoire dont le héros est un de nos vieux camarades. Nous lui laisserons même la parole. Rassurez-vous d'ailleurs, ami lecteur, notre camarade n'est pas bavard, c'est là son moindre défaut, il n'a prononcé qu'un seul discours dans toute sa vie, ce qui ne veut pas dire qu'il soit incapable d'être député ou sénateur.

Bon nombre en effet de nos honorables n'ont jamais parlé à la tribune. Faut-il les en blâmer ? Non, la parole est d'argent, dit un vieux proverbe et le silence est d'or, surtout quand on ne s'est pas donné la peine d'étudier la question. Que faut-il faire alors dans ce cas là ? Ecouter ceux qui ont travaillé cette question ou qui sont censés l'avoir travaillée, puis, à la rigueur, si on ne comprend rien à leurs raisonnements on à la ressource de dormir en faisant une bonne digestion, et c'est s'il faut en croire les mauvaises langues, ce qui arrive assez souvent à la Chambre.

Réduit à ces modestes proportions, vous voyez que le rôle d'*honorable* n'a rien de bien effrayant, tout le monde peut le remplir comme tout le monde aussi peut toucher les 25 francs par jour, juste récompense des services rendus à la patrie.

Revenons à notre ami, deux mots suffiront pour vous le présenter : Il a la cinquantaine, c'était jadis un brillant officier, l'âge lui a enlevé naturellement une partie de ses avantages ; toutefois, il est encore vert, vigoureux ; grâce à sa taille bien conservée, à son allure leste et dégagée on lui donnerait à peine 40 ans. Quant à ses qualités morales, nous les résumerons en disant de lui tout simplement qu'il était et qu'il est encore, car il n'est pas mort, un excellent camarade.

Notre ami aimait comme les chats à se promener la nuit, seulement au lieu de courir sur les toits comme ces derniers, il se contentait de parcourir les rues plus ou moins bien éclairées. Curieux, observateur, il voyait, disait-il, une multitude de choses intéressantes, choses qui cependant parfois lui valaient quelques désagréments. Ainsi un jour, ou plutôt un soir, il surprit un de nos chefs en tenue bourgeoise et en conversation criminelle avec une donzelle fort jolie du reste, mais qui aimait un peu trop à voltiger de fleur en fleur. Le surlendemain de cette découverte il arrive au quartier une ou deux minutes après la sonnerie de la botte du matin. Le chef en question furieux de sa mésaventure de la surveille, le met aux arrêts ; le subordonné furieux à son tour raconte *urbi et orbi* les fantaisies amoureuses de son supérieur, fantaisies tenues secrètes jusqu'alors. Tous les deux ont eu tort me direz-vous. Oui, et cependant, s'il faut en croire les poètes, la vengeance est le plaisir des dieux. Les immortels donnant l'exemple, les simples mortels sont excusables de le suivre. Que ceux d'ailleurs qui n'ont pas péché leurs jettent la première pierre !

Quoiqu'il en soit, il y a quelques temps nous étions de passage à Paris, ville que notre camarade en prenant sa retraite avait choisi pour résidence. Dire que nous nous sommes revus avec plaisir est inutile. Un jour nous le voyons entrer dans notre chambre l'air radieux. Après les salutations d'usage :

— Sais-tu ce que j'ai fait hier, me dit-il.

— Non.

— Eh bien ! j'ai fait un discours.

— Toi !

— Cela t'étonne ?

— Dame, je ne te croyais pas orateur

— On le devient.

— Et où diable as-tu prêché ?

— Dans une espèce de grange, devant 600 personnes.

— Six cents personnes ! cher ami, mais c'est sérieux.

— Je le crois bien.

— On t'a applaudi ?

— Parbleu !

— Te voilà alors en passe de devenir député, ministre, etc.

— Peut-être.... C'est d'ailleurs toute une histoire.

— Eh bien ? conte-moi ton histoire.

— Volontiers. Après, nous irons déjeuner.

— C'est convenu.

— Il faut te dire d'abord que j'ai conservé mes anciennes habitudes.....

— De courir la nuit quand tout le monde dort !

— Précisément. Hier, après avoir fait ma promenade habituelle, je suivais tout pensif non pas le chemin de Mycènes, mais les rues assez désertes de mon quartier qui par parenthèse n'est pas l'un des plus jolis de la capitale.

— Bah ! les quartiers riches et populeux sont faits pour les épiciers enrichis et non pour les retraités.

— Tu parles d'or cher ami, le gouvernement républicain a fait quelque chose pour l'armée, il faut l'avouer. Pourquoi cependant ne donne-t-il pas aux anciens officiers en retraite les mêmes avantages qu'aux nouveaux !

— Hélas ! sa bourse est vide, c'est la meilleure de toutes les raisons. Et ton histoire, tu l'oublies !

— J'y reviens. Je suivais donc l'une des rues qui conduit à mon domicile. Devant moi marchaient à une certaine distance deux individus, l'un d'un âge mûr, l'autre touchant de près à l'extrême jeunesse. Tous les deux portaient des vêtements d'ouvrier ; leur tournure, leurs manières indiquaient d'ailleurs à n'en pas douter, qu'ils faisaient partie des nombreux travailleurs qui viennent à Paris chercher de l'ouvrage et de plus quelques distractions. Le quartier était désert, ils discutaient à haute et intelligible voix. Quelques mots ayant frappé mes oreilles, ma curiosité s'éveilla. Je pressai le pas pour me rapprocher des deux interlocuteurs, il me fut dès lors facile d'entendre tout ce qu'ils disaient.

— Les bourgeois, les patrons, criait le plus vieux, sont tous des canailles, des gredins.

— Ah ! non, par exemple, répondait le plus jeune.

— Tu doutes.

— Je ne doute pas, j'affirme que j'ai eu pour patrons de braves gens qui m'ont rendu service.

— Quel service ?

— Ils m'ont donné de bons conseils....

— Oh ! les conseils, bons ou mauvais, cela ne coûte rien.

— Eh ! bon dieu ! laisse-moi donc finir ! non seulement ils m'ont donné de bons conseils, mais ils m'ont aidé de leur argent, ils m'ont fait des avances.

— Les as-tu remboursées, ces avances ?

— Oui.

— Alors tu ne leur dois plus rien.

— Si, je leur dois de la reconnaissance ; sans eux je serais misérable.

— Imbécile ! sais-tu pourquoi ils t'ont fait ces avances ?

— Dame, pour me sortir d'embarras.

— Pauvre sot ! ils n'avaient qu'un but, t'enjôler d'abord et ensuite t'embaucher à bon compte.

— Allons donc ! ils me payaient plus cher que les autres.

— Quelle naïveté incroyable !... Si tu ne m'avais pas été recommandé par mon ami Jean, je t'abandonnerais à ton malheureux sort.

— Abandonne.

— Non, j'ai pour toi de la sympathie, je veux t'initier à nos mystères, je veux t'enrôler dans notre société.

— Quelle société?

— Viens, je vais te présenter.

— Un instant ! je veux avoir le droit d'accepter ou de refuser.

— Cela va sans dire.

— Quel est donc le but de cette société?

— L'anéantissement du patron et du bourgeois.

— Quels sont les moyens qu'elle emploie.

— Tous les moyens possibles : fer, feu, poison.

— Autrement dit, elle assassine, elle met le feu, elle empoisonne.

— Oui.

— C'est lâche, c'est canaille. Si les patrons vous traitaient de la même manière ?

— Allons donc ! ils n'oseraient pas.

— Et vous, vous osez, voilà la différence. Tu connais ce vieux dicton : « dent pour dent, œil pour œil »; prenez garde, ils auront le droit de le mettre en pratique.

— Ah ! tu m'ennuies avec tes raisonnements à perte de vue; viens, lorsque tu auras parlé à nos chefs, lorsque tu connaîtras tous les moyens dont nous disposons, tu seras des nôtres comme tant d'autres qui tout d'abord ont jeté les hauts cris.

En ce moment les deux ouvriers enfilaient une autre rue et je n'entendis plus rien de leur conversation. Bientôt je les vis entrer dans une maison d'assez mauvaise apparence, c'était là sans doute que se tenait cette fameuse société secrète. J'allongeai le pas, puis poussé par la curiosité et sans trop réfléchir je me trouvai presque en même temps qu'eux dans une vaste pièce, où plutôt dans une vaste grange fort mal éclairée. M'avançant hardiment je traversai les derniers rangs des spectateurs pour arriver aux premiers, afin de voir et d'entendre. Cela fait, je m'assis tranquillement sur un banc non loin d'une table ou siégeaient quatre ou cinq personnages, puis j'ouvris les yeux et les oreilles.

Le spectacle ne manquait pas d'intérêt; la séance n'était pas encore commencée, une foule d'hommes et de femmes grouillaient pêle-mêle. Aux interpellations, aux questions qu'ils s'adressaient les uns aux autres, il était facile de voir qu'ils se connaissaient peu ou point. Les vêtements sales, débraillés, étaient en majorité; beaucoup d'ouvriers portaient la ceinture rouge qui même en province commence à devenir à la mode. Au point de vue artistique cette ceinture ne me déplaît pas, elle tranche même d'une façon assez heureuse sur la couleur sombre des vêtements.

Malheureusement, à part les exceptions, car je ne veux pas être injuste, elle ne s'étale pas sur le ventre des meilleurs travailleurs; elle est généralement arborée par ceux qui flânent assez volontiers, qui fêtent, tout en criant misère, le lundi et le mardi.

En ce moment l'horloge voisine sonna dix heures; un des personnages qui occupaient la table se leva majestueusement et fit signe qu'il voulait parler. Le silence s'établit comme par enchantement. Le personnage en question, petit homme à la figure sèche, parcheminée, aux lèvres pâles et minces, portait lunettes. Son nom

circulait dans toutes les bouches, c'était certainement
un de nos grands hommes futurs. Il était cependant encore à l'état de nébuleuse, car ce nom qui vint frapper
mes oreilles m'était parfaitement inconnu. Quoiqu'il
en soit, après s'être incliné suivant l'usage, à droite, à
gauche et surtout devant un groupe de bonnets enrubannés dont quelques uns recouvraient d'assez jolis mi-
nois, il tint à peu près ce discours :

« Messieurs et Mesdames, notre société, vous le savez
est une société secrète, nul n'est admis à ses séances ordinaires qu'après avoir été initié, qu'après avoir prêté
serment de fidélité et d'obéissance à ses statuts. Tous
les trois mois néanmoins, nous dérogeons à cette règle,
nous admettons dans cette enceinte tous ceux qui veulent bien nous honorer de leur présence, et nous écou-
tons avec plaisir les conseils et les renseignements que
l'on juge à propos de nous donner. Le but de notre société, vous le savez encore, est de faire une guerre à
mort aux patrons et aux bourgeois. Les moyens de les
frapper et de les punir, nous les avons. Dès lors nous
désirons connaître ceux d'entre eux qui se distinguent
par leur mauvais vouloir et leur injustice. Les noms des
coupables seront enregistrés, leur dossier sera établi ;
puis, quand le moment sera venu, nous sévirons sans
pitié. »

— Mais c'est un véritable tribunal révolutionnaire
que cette société, me disais-je en moi-même ; elle pro-
voque les dénonciations, juge et condamne les accusés
sans même les entendre.

« De plus, continua l'orateur, si quelques-uns des assistants peut nous indiquer des moyens nouveaux pour

frapper les coupables, ce qui, ajouta-t-il avec modestie, me paraît difficile, nous les adopterons volontiers. Il va sans dire d'ailleurs qu'étant sûrs de la bonté, de la justice de notre cause, nous laissons liberté complète à nos adversaires, s'il en existe ici, d'attaquer le noble but que nous poursuivons. En terminant, je dirai que, grâce à l'âpreté des patrons, grâce à l'égoïsme des bourgeois, nous avons pu établir des ramifications dans tous les départements. Avant peu, nous l'espérons du moins, il n'y aura pas dans toute la France, une seule petite ville qui n'ait une société affiliée à la nôtre. Toutes recevront d'elle le mot d'ordre et des instructions. Nous serons maîtres alors. En attendant, nous allons enregistrer vos plaintes et vos conseils. »

La tribune fut aussitôt escaladée par la plupart des ouvriers présents, qui vinrent successivement dénoncer leurs patrons, les uns parce qu'ils n'avaient pas voulu augmenter leur salaire, les autres parce qu'ils l'avaient diminué, quelques-uns parce qu'ils avaient mis à l'amende ceux qui s'absentaient trop souvent. Les bonnets enrubannés suivirent ce noble exemple avec enthousiasme, les noms de leurs maîtres et de leurs maîtresses défilèrent avec accompagnement d'histoires, de détails qui faisaient pâmer d'aise tous les auditeurs. Enfin l'un des plus vieux bonnets, après avoir, bien entendu, déshabillé sa maîtresse de la façon la plus complète, déclara qu'elle allait proposer un moyen tout nouveau de punir les gens qui avaient le bonheur d'être servis par des citoyennes comme elle.

« Il est important pour vous, dit-elle au petit homme qui faisait les fonctions de président, de connaître les idées, les projets, les secrets de tous les riches qui opppriment ces braves gens. Eh bien ! affiliez-nous à votre société ; nous entrerons comme domestiques au service de vos ennemis, vous nous direz ce qu'il faut faire et, dûssions-nous perdre nos places, vos ordres seront exécutés. Nous pourrons par mille petits moyens que nous connaissons, et par ceux que vous nous indiquerez, tourmenter ceux que nous servirons, par suite leur rendre la vie aussi dure que possible. Si l'une de nous prise sur le fait ou autrement est mise à la porte, une autre lui succédera et suivra les mêmes errements et ainsi de suite. En sortant, d'ailleurs, chacune de nous décriera nos seigneurs et maîtres, et fussent-ils les meilleurs du monde, les rendra noirs comme le diable. Au bout de peu de temps, grâce à nous, ils ne trouveront plus personne pour entrer à leur service, et seront tout heureux et tout aises d'accepter ceux ou celles que vous voudrez bien leur envoyer. Toutes ici nous sommes venues pour entrer dans votre société. Voulez-vous de nous ? »

Le pauvre président ne répondait pas et semblait fort embarrassé.

— Voyons ! continua la maritorne, nous ferez-vous l'honneur d'une réponse ?

Mis au pied du mur le petit homme se leva et prenant un ton qu'il s'efforçait de rendre conciliant : « Mesdames, dit-il, le moyen que vous nous indiquez n'est pas nouveau, nous le connaissons. Nous recevrons avec reconnaissance les renseignements que vous voudrez bien nous donner ; mais nous sommes désolés de ne pouvoir vous admettre dans notre société, le règlement est formel, les femmes ne peuvent être reçues.

— Ta, ta, ta, le règlement, on le change. Et pourquoi avez-vous fait un pareil règlement ? Il est stupide votre règlement, mon petit chéri.

— Pourquoi ? s'écria le président visiblement vexé de la manière quelque peu légère dont on l'apostrophait, parce que les femmes ont la langue trop bien pendue, et que, dussent-elles l'avoir coupée, il leur serait impossible de garder le moindre secret.

Toute la partie masculine de l'assemblée applaudit avec enthousiasme, des éclats de rire couvrirent la réponse de la virago qui, après avoir montré le poing à son ennemi, descendit de la tribune comme un ouragan et se jeta au milieu des bonnets enrubannés qui s'agitaient comme la mer en furie. Pendant un instant ce fut un vacarme épouvantable et, quand le silence commença à se rétablir, je me trouvai, je ne sais comment, debout à la tribune, demandant la parole.

Le président heureux de mettre fin à l'incident grotesque qui avait jeté sur sa personne une légère teinte de ridicule, s'empressa de me l'accorder.

Sais-tu ce qui m'avait conduit à la tribune ? D'abord le diable qui voulait à toute force me faire prononcer un discours, ensuite l'indignation que j'avais éprouvée en entendant traiter M. X... de la façon la plus indigne par quelques-uns de ses ouvriers. M. X... est un grand industriel qui occupe de 500 à 600 ouvriers, je le connais. De plus c'est mon propriétaire, autrement dit il me loue un logement en face même de son usine. Par suite, j'ai été à même d'apprécier toute la bonté, toute la générosité de son caractère. 'est un père pour ses ouvriers.

— Quel feu, quelle ardeur ! Est-ce que par hasard ce brave homme aurait une vieille fille à marier ?

— Tu m'ennuies avec tes suppositions saugrenues et de mauvais goût. Écoute mon discours, cela vaudra mieux.

— Je suis tout oreilles.

« Comme certains poltrons qui une fois lancés dans la bagarre deviennent des héros, je ne me reconnaissais plus. J'étais calme, résolu, les idées se présentaient nettes, claires, à mon esprit ; les mots m'arrivaient en foule pour les exprimer, et tes signes de tête ironiques, tes regards moqueurs ne m'empêcherc t pas d'ajouter que l'éloquence coulait de mes lèvres.

» Messieurs, dis-je, vous avez, persuadés de la justice de votre cause ou plutôt du but que vous poursuivez, convié vos adversaires à prendre la parole, promettant de leur laisser liberté complète et entière. Eh bien ! je suis un de ces adversaires, je suis convaincu que ce but que vous voulez atteindre est un but détestable, et que les moyens employés pour y arriver sont plus détestables encore. »

J'attaquais, comme tu vois, carrément, sans préambule, sans ménagement. Un sourd murmure accueillit ces paroles, quelques cris se firent entendre, mais le président, tout en me lançant à travers ses lunettes un regard mécontent, se crut obligé d'imposer silence aux interrupteurs.

« Eh mon dieu ! continuai-je, ne vaut-il pas mieux vous dire franchement, face à face, ce que je pense que de chercher des biais. N'êtes-vous pas libres de me répondre, n'êtes-vous pas libres de me prouver que j'ai tort? Faites, si bon vous semble, des objections aux raisonnements que je vais vous faire, je les écouterai ces objections, je les discuterai, et, si faire se peut, je les lèverai. N'est-ce pas ainsi que doivent agir les honnêtes gens? N'est-ce pas le meilleur moyen d'arriver à la découverte de la vérité? Les interruptions ayant pour objet de provoquer des éclaircissements, des explications, non seulement je les admets mais je les approuve. Je ne suis ni député, ni sénateur, ni même académicien, je ne veux pas vous faire un discours en trois parties ; je veux discuter où plutôt causer tout simplement avec vous, et prouver, je l'espère ce que j'avance. Voyez en moi non un ennemi mais un ami, qui, vous rencontrant dans un sentier conduisant à un précipice, vous crie gare ! et cherche à vous arrêter pendant qu'il en est temps encore.

» Et d'abord, cette classe bourgeoise à laquelle vous avez juré une guerre à mort, est-elle une classe fermée, une classe à part comme était la noblesse d'autrefois ? Vous savez bien qu'il n'en est rien. Qu'un petit industriel, qu'un ouvrier quelconque aient de la conduite, de la chance, qu'ils fassent bien leurs affaires, et de par leur position, sinon de par la loi, ne deviennent-ils pas immédiatement bourgeois ! Qu'un bourgeois, qu'un patron, viennent à se ruiner par inconduite, par mauvaise spéculation, ne sont-ils pas dès lors obligés, eux et leurs enfants, de travailler pour vivre ! Avez-vous le moindre doute ? Regardez autour de vous, comptez les individus qui de petits commis sont arrivés à être négociants et gros négociants, comptez les ouvriers qui sont devenus patrons ou bourgeois. Faites mieux encore, prenez les plus riches propriétaires, les plus grands banquiers, prenez nos ministres, nos députés, nos sénateurs, remontez jusqu'à la deuxième, la troisième génération ; presque toujours vous trouverez dans leurs familles des ouvriers tout aussi peu fortunés que vous l'êtes vous-mêmes. Vous me direz peut-être que malgré toute la bonne volonté, malgré toutes les privations, malgré tous les efforts, vous ne pouvez pas tous arriver, que le plus grand nombre d'entre vous reste en route. Oui, c'est vrai, mille fois vrai ; vous n'êtes pas plus heureux que les pauvres soldats qui tombent sur le champ de bataille, tandis que leurs camarades deviennent généraux, ducs, princes et même souverains. Tous cependant partent avec le bâton de maréchal dans la giberne. Les uns sont intelligents, les autres ne le sont pas, des circonstances heureuses ou malheureuses élèvent ceux-ci, renversent ceux-là ; en un mot, pour employer une expression vulgaire, les uns naissent coiffés, et les autres naissent sans coiffure.

» Que voulez-vous y faire ! Dame nature est une femelle capricieuse, elle agit souvent sans rime, sans raison ; elle a des préférences inexplicables, on l'a dit et redit, on lui a même adress' injures sur injures à ce sujet. A-t-elle éprouvé le moindre remords, est-elle revenue à de meilleurs sentiments ? Non, elle est restée immuable, laissant tomber à droite, à gauche, richesses, honneurs, sans daigner soulever le bandeau qui lui couvre les yeux. Résignez-vous donc, et surtout ne vous en prenez pas à ceux qu'elle comble de ses faveurs ; mettez-vous à leur place et dites-vous bien que vous feriez comme eux.

N'attribuons pas toutefois une importance tropgrande à la fortune ; agir ainsi serait admettre la fatalité antique ou orientale. Soyons bien convaincus au contraire que si l'ouvrier honnête, courageux, persévérant, arrive rarement à acquérir la médiocrité dorée d'Horace, il parvient toujours à part quelques exceptions malheureuses à assurer la tranquillité de ses vieux jours.

« Reprocher aux patrons et aux bourgeois d'être plus riches que vous serait de votre part une absurdité ; les accuser de vous opprimer, de profiter de votre détresse pour vous exploiter serait plus grave. Examinons : Si oppression il y a, êtes-vous bien sûrs que cette oppression ne vienne pas de votre côté. Sans remonter au déluge, comme font certains avocats lorsqu'ils n'ont rien de bon à dire, reportons-nous à 1789 et laissons de côté cette date fatale de 1793, date marquée d'une tache rouge, d'une tache de sang. »

— Vous calomniez 93, exclama le président en se levant, 1793 a eu ses héros ; je vous ai promis liberté complète et entière, vous l'aurez, mais qu'il me soit permis à mon tour de protester contre votre accusation.

— Hélas ! M. le président, vos protestations sont inutiles, elles sont couvertes par les cris des victimes qui sont tombées sous la hache du bourreau. L'an 93 n'a pas eu de héros, l'an 93 n'a eu que des tyrans de la pire espèce qui, froidement, par calcul entassaient cadavres sur cadavres.

— Ces victimes dont vous parlez étaient coupables.

— Quels crimes avaient-elles donc commis ? Elles ne pensaient pas comme leurs bourreaux, rien de plus naturel, il me semble !

— Elles avaient trahi la patrie !

— Ces femmes, ces enfants qui sont tombés par milliers sous les coups de lâches assassins avaient trahi la patrie ? Allons donc ! M. le président, à qui diable ferez vous croire cela, et l'eussent-ils trahie vingt fois, on aurait encore dû les respecter. Dans tous les pays du monde excepté chez les cannibales on épargne femmes et enfants.

Et, comme mon adversaire tardait à répondre :

— Comment, vieux misérable, s'écria la maritorne, saisissant l'occasion de se venger de son ennemi personnel, tu veux tuer les femmes qui ne pensent pas comme toi ! Eh bien ! toutes tant que nous sommes ici, nous pensons tout le contraire de ce que tu penses, viens donc nous tuer !

En même temps tous les bonnets enrubannés, les uns sérieusement, les autres en plaisantant, agitaient leurs ombrelles, leurs parapluies et montraient le poing au pauvre petit homme qui s'efforçait de parler et de dominer le tumulte. Peine perdue, tout le bataillon femelle vociférait, glapissait, c'était un vacarme infernal. Au milieu de la bagarre, quelques parapluies s'étant ouverts, l'hilarité devint générale et le président, haletant, épuisé, vaincu, se rassit en levant dédaigneusement les épaules.

Enfin le silence se rétablit, et la maritorne restée maîtresse du champ de bataille s'écria en me montrant du doigt : laissez parler, monsieur, il défend les femmes, il parle bien.

Profitant de son autorisation je repris mon discours :

« Qui a fait la révolution de 89 ? La bourgeoisie, aidée

il faut l'avouer, par la partie la plus intelligente de la noblesse. En combattant pour renverser des privilèges, des abus qui n'avaient plus aucune raison d'être, elle combattait non seulement pour elle, mais aussi pour vous. En inscrivant en tête du code cette loi fondamentale (tous les français sont égaux devant la loi), vous laissait-elle de côté, ne vous tendait-elle pas la main, ne vous appelait-elle pas à la vie politique?

» Est-ce elle, oui ou non qui a fait non seulement de tous les contribuables, mais encore de tous les prolétaires, des électeurs?

» Vous l'accusez d'égoïsme et cependant à l'instar des nobles de 89, elle a sacrifié ses intérêts en vous appelant à voter tous sans exception. Vous êtes les plus nombreux, donc grâce à elle vous êtes par le vote maîtres du pouvoir, vous êtes souverains et malheureusement il n'est que trop facile de s'en apercevoir. Les nobles avaient raison en 1789, les bourgeois ont eu tort en 1848, lorsqu'ils ont étendu le suffrage universel jusqu'aux ivrognes, jusqu'aux gens tarés, sans aveu. Mettre sur le même pied les idiots et les hommes intelligents est une absurdité, absurdité qui peut entraîner sinon la ruine de la patrie du moins son abaissement irrémédiable.

» Ces égoïstes, comme vous les appelez, ont fait plus encore : ils avaient des fils, pour quelques écus ils pouvaient les dispenser du service militaire, cela était injuste, immoral, tout ce que vous voudrez, toutefois cela était admis, eh bien ! ces égoïstes ont sacrifié leur famille à la justice, leurs enfants tout comme les vôtres payent actuellement leur dette de sang au pays.

» N'est-ce donc rien ! Il y a une trentaine d'années leurs marmots recevaient l'instruction, les vôtres croupissaient dans l'ignorance, les maisons d'école n'étaient ni assez nombreuses, ni assez spacieuses pour les recevoir. Aujourd'hui grâce toujours à ces égoïstes, maisons et instituteurs ont doublé, triplé. On s'est même lancé si largement dans cette voie que sans crainte j'accuse les gouvernants d'avoir gaspillé l'argent des contribuables et de l'avoir jeté par les fenêtres.

» Enfin, ces capitaux que vous leur reprochez de posséder, que vous voulez même leur voler, sont ils restés immobiles, improductifs entre leurs mains ? Non. Regardez autour de vous ; usines, manufactures, établissements industriels de toutes sortes se sont depuis 60 à 70 ans élevés comme par enchantement, leurs nombreux ateliers occupent des armées d'ouvriers, et là où régnait la misère, règnent actuellement l'aisance et le bien être.

» De quoi pouvez-vous donc accuser les bourgeois ? De vous exploiter, me criez vous encore. Entendons nous une fois pour toutes sur ce mot, exploiter. Depuis une vingtaine d'années, sauf les moments assez courts des crises industrielles, vos salaires non seulement n'ont pas diminué mais ils ont constamment progressé. Cette progression peut-elle continuer indéfiniment ? Vous êtes sans contredit assez intelligents pour comprendre qu'il existe une certaine limite qu'elle ne peut dépasser. »

— Mais quelle est cette limite, demanda un ouvrier, et quand sera-t-elle atteinte ?

« Cette limite sera atteinte toutes les fois que les objets fabriqués se vendront au prix de revient, elle sera dépassée toutes les fois que ces objets resteront en magasin sans trouver d'acheteurs. Un patron qui garderait sa marchandise sans pouvoir s'en défaire ou qui la livrerait à des prix inférieurs au prix de revient, serait bien vite ruiné, n'est-ce pas ? C'est indéniable. Comment diable pouvez-vous dès lors exiger de vo⸱ ⸱⸱attres que non seulement dans les circonstances malheureuses que nous traversons, ils vous fassent travailler comme par le passé, mais encore qu'ils payent plus cher votre main-d'œuvre. Voulez-vous qu'ils réduisent à la misère leurs femmes et leurs enfants ? »

— Quand on est riche et très riche, comme bien des patrons, exclama le président, n'a-t-on pas le devoir, malgré les pertes éprouvées, de tenir pendant un an, deux ans s'il le faut, ses ateliers ouverts ?

Le petit homme avait repris tout son aplomb, il venait de s'apercevoir que ses ennemies femelles ennuyées de cette discussion qu'elles ne comprenaient guère avaient quitté l'assemblée.

« Ah par ma foi vous nous la baillez belle, M. le président, lui fut-il répondu. Savez-vous ce qu'il faut faire pour bien juger les gens ? Il faut se mettre à leur place. Supposons que vous soyez riche et très riche, comme vous dites ; sacrifieriez-vous votre fortune tout simplement pour avoir le plaisir de donner cinquante centimes de plus à cinq ou six cents ouvriers que vous connaissez peu ou point, cinquante centimes qui ne leur profiteraient guère et qui se chiffreraient pour vous à la fin de chaque année par une perte de plusieurs centaines de mille francs ! Voyons soyez franc, répondez ?

Et comme il semblait embarrassé :

« Un ange, un saint, continuai-je, pourrait peut-être à la rigueur agir ainsi, mais les patrons sont de simples mortels comme nous tous et tout en étant pour la plupart honnêtes et justes, ils n'ont nullement la prétention d'être canonisés. D'ailleurs s'ils ne vont pas comme Saint-Martin jusqu'à se dépouiller de leur manteau, j'ajouterai que beaucoup d'entre eux, guidés par le seul désir de rendre aux ouvriers la vie moins chère, plus douce, plus facile, pour assurer à leur vieillesse une existence paisible, ont créé une multitude d'établissements de bienfaisance qui, bien compris et encouragés, résoudront de la manière la plus heureuse et la plus naturelle cette question sociale qui menace de tout bouleverser. Vous ne pouvez le contester, les noms de ces braves gens sont dans toutes les bouches. En résumé patrons et bourgeois vous ont fait toujours du bien et ne vous ont jamais fait de mal.

» En récompense, comment les traitez-vous ? Tenez ! voici une pièce authentique qui mieux que tout ce que je pourrais dire montre les véritables sentiments dont vous êtes animés à leur égard, et le sort qui leur serait réservé si jamais vous étiez les maîtres. Cette pièce authentique date du 19 décembre 1884. Elle mérite de passer à la postérité. Écoutez :

« Ordre du jour adopté à la salle Favié, rue de Belleville.

» Les ouvriers sans travail, convaincus que la société actuelle est basée sur le vol, que ce sont les producteurs de la richesse sociale qui seuls souffrent de privations, que le *parlementarisme* et le *gouvernementalisme* sont impuissants à améliorer l'état actuel qui ne se transformera que par une révolution, déclarent se séparer des *politiciens* de tout acabit et ne compter que sur eux-mêmes. Ils engagent leurs frères en chômage à se débarrasser des préjugés sur la propriété, et pour montrer qu'ils sont décidés à agir, ils chargent la commission des ouvriers sans travail d'organiser un grand *meeting* sur la voie publique. »

» Voulez-vous une autre pièce ? Eh bien ! parcourons ensemble ce programme qui sera lu avec stupéfaction par nos neveux, en admettant bien entendu qu'ils ne soient pas devenus sauvages et que la civilisation ait progressé. Ce programme vient d'être publié par le journal le *Cri du peuple.*

« Donner force de loi à la série des prix de la ville de Paris. — Étendre à toutes les industries le bénéfice de ces tarifs. — Limiter la journée de travail à 8 heures. — Supprimer le marchandage déjà aboli par un décret de 1848. — Interdire le travail aux pièces. — Assurer le logement et la nourriture à quantité de familles qui seront demain, si elle ne le sont aujourd'hui, sans pain et sans toit. — Suspendre, pendant toute la durée de la crise, le payement des loyers au-dessous de 500 fr. — Réquisitionner tous les locaux inoccupés. — Prélever sur la dette publique 50 millions et mettre cette somme à la disposition des corps de métiers parisiens. — Le gouvernement cédera où il sera emporté. »

» Ce programme rédigé par les anarchistes, par des gens qui ne veulent plus d'autorité est comme vous le voyez légèrement autoritaire. Ainsi donc, quand patrons et bourgeois ne peuvent plus ou ne veulent plus faire travailler, les ouvriers refusent de reconnaître aucun gouvernement, proclament l'anarchie, ou ce qui revient au même, la tyrannie, déclarent que la propriété est un préjugé, que la propriété est le vol, que la seule manière d'opérer à l'égard des capitalistes est d'employer la force et la violence. En d'autres termes, que le patron fasse ou ne fasse pas de bonnes affaires, c'est le moindre de vos soucis, il doit vous payer toujours le même prix et vous donner toujours et quand même de l'ouvrage. Dans le cas où il refuserait de se ruiner, vous le ruinerez immédiatement en lui prenant tout ce qu'il possède, quitte à le fusiller par dessus le marché, s'il n'est pas content.

» Savez-vous, mes bons amis, que vous traitez bien durement ceux que vous appelez vos maîtres, vous ne leur faites pas la partie fort belle, et vous conviendrez avec nous qu'il faudrait qu'ils eussent un caractère hors ligne pour accepter une pareille position. Prenez garde ! quelle que soit la patience, quelle que soit la bonhommie des gens, patience et bonhommie ont des limites. Personne ne se résigne facilement à recevoir chez soi des employés dont l'unique préoccupation est de ruiner et d'anéantir ceux qui les font travailler. Les maîtres pourraient fort bien avant qu'il soit peu s'entendre entre eux ; chercher à découvrir tous les meneurs, tous ceux mêmes qui ne pensent pas comme eux et leur refuser impitoyablement l'entrée de leurs ateliers. Ne vous récriez pas, ce serait de bonne guerre ; car vous leur avez depuis longtemps donné l'exemple en mettant en interdit les maisons de tous les chefs d'industrie qui n'agissent pas suivant vos désirs.

Jusqu'à présent, grâce à la modération des fabricants, grâce peut-être surtout à la concurrence qui existe entre eux, cette coalition ne s'est pas formée. Devant le danger commun elle se fera inévitablement. Encore une fois, prenez garde, croyez-en un ami, l'oppression appelle l'oppression ; il fut un temps où vous étiez opprimés, les mauvais jours peuvent revenir, car la réaction va généralement plus loin quelle ne devrait aller. »

— Vous oubliez, dit le président en m'interrompant, que si les ouvriers ont besoin des patrons, les patrons ne peuvent se passer des ouvriers.

— C'est vrai, mais vous oubliez à votre tour que les propriétaires-directeurs des usines, des manufactures peuvent attendre et que les travailleurs ne le peuvent pas.

— Eh bien ! s'ils ne peuvent pas attendre, comme ils sont les producteurs de la richesse sociale, ils ont le droit de s'en emparer et de rentrer le fusil à la main dans leurs ateliers.

» Oui, c'est toujours la même chanson ; on pillera, on tuera, et le lendemain on sera encore plus misérable que la veille. Un mot, en terminant sur votre singulière prétention d'être les producteurs de la richesse sociale. Examinons le rôle que vous remplissez : Vous faites marcher, après un apprentissage plus ou moins long, dirigé par des contre-maîtres, élèves eux-mêmes des ingénieurs où des mécaniciens une ou plusieurs machines. Ces machines, toutes plus merveilleuses les unes que les autres, prennent la matière brute et la transforment en produits de toutes sortes. Qui a inventé ces machines ? Les bourgeois. Qui a dirigé leur construction ? Les bourgeois. Qui a payé les frais nécessaires à leur installation ? Les bourgeois. Qui les répare quand elles sont détériorées ? Toujours les bourgeois, car l'ingénieur, le mécanicien ont pu être des ouvriers ; mais ils sont devenus bourgeois d'après vous dès l'instant qu'ils ne travaillent plus manuellement. Alors, selon moi, ne vous en déplaise, ce sont les bourgeois qui sont les véritables producteurs de la richesse sociale. Vous protestez ! Voyons ! voilà un champ couvert d'une superbe moisson, est-ce le laboureur ou le cheval qui a produit cette moisson ? D'après votre théorie ce serait le cheval, car l'homme n'a fait que marcher en dirigeant la charrue, tandis que le cheval a travaillé, labouré. En suivant toujours vos idées, le cheval pourrait dès lors venir s'établir au milieu du champ et dire à l'homme : C'est moi qui ai fourni le fumier, c'est moi qui ai tiré la charrue, c'est moi qui ai conduit le semoir jetant le grain dans le sillon, c'est moi enfin qui ai fait marcher le rateau pour recouvrir la semence de terre ; donc la moisson m'appartient et je veux manger paille et grain. Ah ! la pauvre bête, comme elle serait reçue ! Et cependant elle serait tout autrement dans son droit que vous tous. Vous, en effet, vous recevez le prix de votre travail, tandis qu'elle ne reçoit en échange de son labeur que des coups de fouet et une nourriture mauvaise et souvent peu abondante. Ah ! vous parlez d'opprimés ! Eh bien ! vous pouvez ranger sans crainte dans cette catégorie : chevaux, bœufs, vaches, ânes, etc., tous fidèles serviteurs de l'homme, tous maltraités par lui. Si jamais ces malheureux animaux formaient des sociétés secrètes à l'effet d'anéantir l'espèce humaine ; si jamais ils descendaient dans la rue pour tuer leurs oppresseurs ; je n'hésiterais pas à prendre mon fusil, et à me mettre de leur coté, car elles auraient cent fois et cent mille fois raison.

» Je termine, je ne vous ai pas ménagé, je vous ai traité en amis, je vous ai dit franchement la vérité, c'est le plus grand service qu'on puisse vous rendre, depuis surtout que vous êtes à peu près maîtres des élections. On vous traite en ce moment de souverains, et comme tels tous les déclassés, tous les ambitieux qui ont besoin devous, vous enivrent de flatteries et vous cassent sur le nez leurs encensoirs chargés des parfums les plus grossiers. J'ai pour les travailleurs honnêtes et courageux la plus grande sympathie, leur vie est rude, souvent même difficile, je souhaite de tout mon cœur qu'on trouve les moyens de la rendre plus douce ; il est toutefois deux choses que je n'admettrai jamais, c'est que la force et le nombre priment l'intelligence, c'est que l'ouvrier se plaigne lorsqu'il gagne de cinq à dix francs. Les seuls moyens pour vous comme pour tous d'arriver à l'aisance, sont l'épargne et l'association. Ajoutez-y un petit grain de philosophie et vous serez non-seulement à l'aise mais encore heureux. Deux mots suffiront pour vous faire apprécier la puissance de l'épargne : prenons un ménage, si l'homme et la femme ont eu soin de verser tous les jours sur leur salaire quotidien, à partir de l'âge de 18 ans, l'homme, dix centimes, la femme, cinq centimes, ils se trouveront à l'âge de 65 ans à la tête d'une rente viagère de 1880 fr. 80 c. N'est-ce pas la vraie solution de votre fameuse question sociale ? Les grands hommes qui vous mènent et qui vivent de vos sottises vous en ont-ils jamais parlé ? (Brochure Agriculture 26 juin 1880). Quand à l'association, il faudrait entrer dans de trop longs développements, nous remettrons cela à une autre fois, il se fait tard, vous avez besoin de dormir et moi aussi. Adieu. »

— Voyons ! que dis-tu de mon discours ?

— Je dis que tu as fort bien parlé et que nous allons boire à ta santé, viens déjeûner.

— Allons.

Pendant le repas, notre ami nous raconta qu'il avait été conduit à son domicile par une foule d'ouvriers qui lui demandaient tout espèce de renseignements sur cette fameuse rente viagère de 1880 fr. 80 c. Tous convenaient que c'était la manière la plus simple, la plus facile, d'assurer leur avenir, voire même de faire disparaître à jamais toutes ces sottes théories sociales et toutes ces sociétés secrètes et autres qui en sont la suite inévitable. Verser cependant, dans les caisses de banques particulières, l'argent fruit de leurs économies, paraissait dangereux à la plupart d'entre eux ; ils auraient voulu l'intervention, la garantie ou au moins la surveillance constante de l'État. Peut-être, en effet, y aurait-il quelque chose à faire dans ce sens-là. L'État, sans gérer directement les banques en question, ce qui conduirait au phalanstère, pourrait exercer sur elles un contrôle suffisant pour rendre toute faillite impossible.

Quoi qu'il en soit, ami lecteur, nous avons déjeûné, nous avons pris notre café et fumé une ou deux cigarettes, nous pouvons donc sans grand inconvénient étudier avec vous, si vous le voulez bien, la question du salaire que notre ami, dans son discours, a laissé à fort peu près de côté.

Cependant avant de l'aborder et pour ne pas être arrêté en route par une question incidente, demandons-nous quel rôle doit jouer le gouvernement quand, maîtres et travailleurs, sont en désaccord. Selon nous, il doit observer à l'égard des uns et des autres une neutralité bienveillante, mais complète. Il ne peut intervenir dans ces querelles particulières que lorsqu'une des deux parties a recours à la violence. Il fait alors respecter les lois établies et maintient énergiquement l'ordre dans la rue. Est-ce tout? Non, dans certaines circonstances très rares, en temps de crises, en temps de révolution, quand la tranquillité publique est menacée, son devoir est d'intervenir directement, de donner des conseils aux uns et aux autres, de faire même à la rigueur quelques avances aux patrons pour les empêcher de fermer et magasins et ateliers. Enfin, quand il s'aperçoit que certaines lois sont mauvaises, qu'elles donnent des résultats peu satisfaisants, il est tenu d'en provoquer la réforme et c'est là, sans contredit, la partie la plus délicate de sa tâche. Il y va quelquefois, en effet, de sa popularité, de son existence. Expliquons-nous, et la meilleure manière de s'expliquer est de prendre un exemple. Cet exemple, nous le choisirons de manière à pouvoir dire une dernière fois notre avis sur le libre-échange et les droits protecteurs qui, en ce moment même, préoccupent si vivement l'opinion publique.

Les ouvriers peuvent se diviser en deux classes, les ouvriers des grandes villes, et les ouvriers de la campagne. Quant aux ouvriers des petites villes, ils n'ont pas une physionomie bien caractérisée, d'un côté ils donnent la main à leurs frères de la campagne, de l'autre, à leurs frères des grands centres manufacturiers. Ces derniers, il faut bien le dire, sont devenus des rois si vous voulez, mais des rois fainéants, comme les derniers Mérovingiens. Tout se fait en leur nom, mais non pas d'après leurs idées, car ils ne savent même pas ce qu'ils veulent. Obéissant aveuglement, militairement, aux comités directeurs, sans même chercher à comprendre, ils tiennent pour ainsi dire par le suffrage universel la France entre leurs mains, ou pour parler plus exactement, ils la livrent à ceux qui les mènent. Députés, sénateurs, ministres, tremblent devant eux et s'inclinent devant leurs caprices. Est-ce un bien, est-ce un mal? C'est un mal, très certainement.

L'ouvrier de la campagne a des idées, des tendances, une manière de vivre, tout à fait différentes. Il est en général sobre, courageux, il fréquente peu ou point les cabarets, même les jours de fête. Propriétaire le plus souvent d'une maisonnette, de quelques champs, de quelques vignes, il a besoin lui-même d'un journalier, d'un laboureur; dès lors il est obligé comme le patron, comme le bourgeois, de discuter les prix demandés et de les réduire. Par suite, il comprend et admet facilement à l'inverse de ses frères de la ville que la main-d'œuvre ne doit pas dépasser certaines limites, ce qui ne l'empêche pas, car nous ne voulons pas le faire meilleur qu'il est, d'exiger quand il le peut un salaire exorbitant. Toutefois il sait qu'il a tort, et ne garde pas de rancune du refus qu'il éprouve. Se connaissant mutuellement, s'appréciant à leur juste valeur, les journaliers de nos campagnes, ne sentent nullement le besoin de se réunir en société secrète ou autre, ils refusent énergiquement d'abdiquer leur indépendance entre les mains d'un chef ou d'un comité quelconque. Ils votent comme ils l'entendent, sachant parfaitement ce qu'ils font. Au point de vue intellectuel, ils ne sont pas supérieurs aux travailleurs des villes, mais par cela même qu'ils ne font pas abstraction de leur volonté, de leur jugement, ils agissent avec plus d'intelligence. Par suite aussi, ils ne font courir aucun danger à la civilisation, à la société et même à nos gouvernants. Ces derniers, dès lors, s'inquiètent peu ou point de leurs besoins et de leur manière de voir. C'est un premier point qu'il nous importait d'établir.

Pendant la fenaison et la moisson, le salaire des campagnards est très élevé. En temps ordinaire, surtout en tenant compte des mauvais jours et des chômages plus ou moins forcés, il devient très modéré. Somme toute, on peut l'évaluer en moyenne à 2 fr. par jour, moyenne qui, vu le prix des denrées de consommation et des loyers, ne semble pas trop forte. C'est encore un second point qu'il fallait mettre en évidence.

Dans de pareilles conditions, est-il possible cependant à l'agriculteur-propriétaire, fermier ou métayer, cultivant lui-même la terre, de se tirer d'affaire? Non, car anciennement ce prix moyen de la journée était de 1 fr. 50 au lieu de 2 francs, et la valeur moyenne des céréales a plutôt diminué qu'augmenté. Donc cette perte de 50 centimes par jour et par ouvrier, pèse lourdement sur les producteurs de nos campagnes, il ne peut maintenant y avoir pour eux de bonnes années, ces années seront toujours plus ou moins mauvaises. C'est ce qui fait que les ruraux comme les appellent dédaigneusement leurs frères de la ville, sont réduits aux abois ; avant peu à la prospérité, à l'aisance qui existaient il y a quelques années, succèderont la gêne et la misère. Dès lors le gouvernement est tenu de venir à leur secours, de prendre courageusement l'initiative, dût-elle le rendre impopulaire, et malheureusement dans le cas particulier qui nous occupe, c'est ce qui arriverait suivant toute probabilité. Les devoirs d'un ministre, en effet, sont souvent en complète opposition avec ses intérêts particuliers. Continuons notre raisonnement : — Si comme le disait un député à la Chambre, quand la maçonnerie va, tout va, il est encore plus vrai de dire que quand l'agriculture souffre, tout souffre. Chaque rural en particulier dépense peu, mais les ruraux forment les trois quarts de la population française, et lorsqu'ils n'achètent plus rien, marchands et commerçants des villes voient leurs bénéfices diminuer de moitié. Or, c'est précisément ce qui a lieu actuellement, de là cette crise effrayante que traversent en ce moment le commerce et l'industrie.

Que faire ? Demanderez-vous aux propriétaires fonciers écrasés par les impôts et les centimes additionnels de réduire le prix de fermage ? Avec la meilleure volonté du monde ils ne le pourraient pas. Dans une de nos brochures (De l'Agriculture, 1880), nous avons prédit ce qui arrive actuellement, de plus nous avons prouvé pièces en main, que tout propriétaire qui loue un domaine, donne les terres absolument pour rien. En vendant en effet l'outillage : cheptel vif et mort, bâtiments, plaçant l'argent à 4 1/2 pour 0/0, en vendant de plus le foin fourni par ses prairies naturelles, foin nécessaire à la nourriture des bestiaux, il retirerait à fort peu près le prix du fermage, tout en laissant ses terres incultes.

Résumons maintenant : Serait-il juste de provoquer l'abaissement de la journée de l'ouvrier de la campagne ? Non. Serait-il juste d'exiger des propriétaires déjà très gênés la réduction des prix du fermage ? Pas davantage ; l'on irait d'ailleurs contre le but qu'on se propose, en leur enlevant les derniers moyens qu'ils ont de faire des réparations et d'améliorer le matériel agricole. Eh bien ! alors, il n'y a plus que deux choses à faire : diminuer les impôts sur une large échelle, ou établir des droits protecteurs. Quant à diminuer les impôts il n'y faut point songer, puisque notre malheureux ministre des finances s'arrache les cheveux sans pouvoir mettre en équilibre notre infernal budget qui se donne le malin plaisir, quoi qu'on dise, quoi qu'on fasse, de pencher toujours du côté des dépenses. Restent donc les droits protecteurs, et c'est, avons-nous dit dans la brochure que nous venons de citer, le seul remède qu'il convienne d'employer.

Nous sommes loin d'être *protectioniste* enragé, nous ne demandons au contraire que des droits aussi faibles que possible, mais suffisants cependant pour venir en aide au producteur. Le libre échange, selon nous, est un idéal vers lequel il faut marcher sans toutefois jamais l'atteindre. Tant que nous aurons des guerres, tant que les peuples pratiqueront la fraternité en se tuant les uns les autres, ou en imposant aux vaincus des indemnités de plusieurs milliards, les nations auront le droit et le

devoir d'établir des barrières, des douanes, afin d'assurer la prospérité de leur commerce, de leurs industries,
de leur agriculture. Faites que tous les peuples se jettent dans les bras les uns des autres, faites qu'ils aient
les mêmes aspirations, les mêmes intérêts, et nous de-
viendrons les partisans convaincus du libre échange.
C'est une très belle idée, idée généreuse s'il en fut, le
second Empire cependant a eu le tort de l'appliquer sans
restriction, avec trop d'enthousiasme. S'il eût vécu plus
longtemps, il est probable que des droits modérés auraient déjà été rétablis. Avouer une erreur est force et
non faiblesse. Dans tous les cas, recevoir en toute fran-
chise les produits des nations qui frappent les nôtres à
leur entrée chez elles de droits exorbitants, est une folie
digne de Don Quichotte, une véritable duperie. Loin de
nous l'égoïsme, c'est pour les peuples comme pour les
particuliers un détestable défaut, mais n'avons-nous pas
le droit, surtout après nos désastres, de ne pas prendre
l'initiative et d'aimer avant tout notre pauvre France?
Rendons-lui sa gloire, sa puissance, sa richesse, et alors
nous pourrons songer, comme nous l'avons fait si souvent, à tendre la main aux autres peuples, à la condition
toutefois qu'ils ne la mordront pas.

Ainsi donc les droits protecteurs s'imposent. Quel
doit être le montant de ces droits? Il doit varier naturellement avec les denrées et les circonstances. L'expé-
rience, les tâtonnements sont les seuls moyens de le
déterminer. Prenons le blé par exemple. Est-il vrai que
s'il se vendait sur nos marchés de 4 à 5 francs le double
décalitre, agriculteurs et consommateurs devraient être
satisfaits? Oui, les premiers tireraient de leur grain un

prix rémunérateur, les seconds auraient encore le pain à bon marché. Faites-donc votre tarif d'après ces données. Qui doit prendre l'initiative ? Nos gouvernants, et c'est là ce que nous avons voulu mettre en évidence. Sénateurs, députés, ministres le comprennent bien, ils seraient même tout disposés à agir, mais hélas ! en prenant cette mesure commandée par l'intérêt du pays, ils joueraient leur position, leur avenir. Pourquoi ? Parce qu'il leur faudrait compter avec les ouvriers des villes qui ne manqueraient pas de crier par-dessus les toits qu'on leur fait payer le pain deux ou trois centimes de plus, qu'on veut les affamer, etc., etc. Leur faire observer que les affaires marchant mieux, leurs journées seraient aussi mieux payées et plus nombreuses, ne servirait à rien, malgré l'évidence, grâce aux meneurs, ils continueraient à se plaindre. On les laisserait bien crier, s'ils n'étaient pas maîtres des élections, et s'ils ne menaçaient pas de renvoyer à la première occasion, suivant l'expression de M. Thiers, nos représentants à leurs chères études. On a peur, hélas ! Qu'en résulte-t-il ?

C'est que tous nos fonctionnaires depuis le premier jusqu'au dernier hésitent entre leurs places et leurs devoirs. Ont-ils tort ? Sans doute, mais les gens qui sacrifient tout à la patrie ont été dans tous les temps très rares, et de nos jours ils le sont encore plus. Nous ne sommes pas des Richelieu, nous le savons bien, pourraient dire nos hommes d'État, eh bien ! mettez à notre place des Richelieu si vous en trouvez, ils seront brisés malgré leur talent, leur génie, et n'obtiendront rien. C'est vrai. Aussi soyons justes, avouons le, la position des ministres n'est pas tenable ; pour y rester il faut une abnégation extraordinaire doublée d'un amour effréné des honneurs.

D'après cela quel est donc le véritable coupable? Le suffrage universel tel qu'il est organisé chez nous, ou plutôt les seuls coupables sont les comités directeurs qui enlacent la France dans un réseau diabolique. Peut-on dire que ces quelques sociétés représentent le suffrage universel? Ma foi non, ils représentent le suffrage le plus restreint qu'il soit possible d'imaginer, c'est-à-dire deux ou trois mille individus qui imposent leurs volontés à des millions d'ouvriers inconscients, inintelligents. Que ces comités présentent comme candidat à la députation une bûche ou si vous aimez mieux le plus crétin de la création, il sera nommé dans les grandes villes a une majorité ébouriffante. Qu'on ne dise pas non, les exemples sont là évidents, présents à tous les yeux. D'ailleurs le suffrage universel, fût-il la résultante de toutes les volontés, sera toujours pour nous l'absurdité la plus manifeste du XIX° siècle, tant qu'il mettra sur la même ligne l'ivrogne et le citoyen honnête, tant qu'il accordera à l'imbécile la même influence qu'à l'homme intelligent. Quel est donc le fou, l'insensé, qui oserait prétendre que dans une famille composée de trois idiots et de deux personnes sensées, le gouvernement dût appartenir aux trois premiers? C'est là cependant le principe même du suffrage universel, il est impossible de le nier. Nous l'avons dit et nous le redirons jusqu'à satiété comme le fameux *delenda est Carthago* de Caton. Rome à la rigueur pouvait ne pas détruire Carthage, est-il aussi vrai que la France puisse vivre avec le suffrage universel qui rend tout

gouvernement impossible? C'est pour le moins douteux
Tout ce que nous pouvons dire en sa faveur c'est que
comme le libre échange il est un idéal vers lequel il faut
marcher sans jamais l'atteindre.

Eh ! bon dieu ! laissez-nous faire, disent quelques bourgeois naïfs, nous allons le moraliser en répandant sur le
pays des flots d'encre et d'instruction, il ne nous faut
pour cela qu'un budget de 260 millions, un budget pres-
qu'équivalent à celui de la guerre. Insensés au lieu de
nous prendre ces 260 millions dont nous tous, ouvriers
et propriétaires avons tant besoin, et de les jeter par là
fenêtre, inscrivez dans le code les deux lois suivantes :
1° Tout conscrit qui ne saura ni lire ni écrire, qui ne
possèdera pas quelques éléments de calcul, de géographie
et d'histoire servira 7 ans la patrie au lieu de 5. 2° Toute
fille qui ne saura ni lire ni écrire ne pourra se marier
qu'à l'âge de 25 ans. Dans dix ans, sans que vous ayez
dépensé un sou, tous vos villages seront peuplés de
maîtres d'école et d'institutrices, tous il est vrai mécon-
tents de leur sort. Pourquoi ? Parce que ceux qui savent
peu croient tout savoir, et veulent être ministres, président de la République. Les savants au contraire sont
plus modestes, sachant beaucoup ils reconnaissent qu'il
leur reste beaucoup à apprendre.

Quoi qu'il en soit, laissons là cette digression; tout ce
que nous voulions prouver, c'est que les gouvernants
ne dorment pas toujours sur des lits de roses et qu'il
leur est souvent très difficile de faire non seulement de
grandes choses mais même quelque chose. Un ministre
ne doit jamais être obligé de défendre à chaque instant
son existence, et encore moins de s'incliner devant les

idées folles et malsaines de la foule ou plutôt des meneurs qui la conduisent. Donc, ami lecteur, si jamais vous arrivez à être possesseur d'un portefeuille, ce qui est fort possible, car par ces temps de république nos fonctionnaires passent et disparaissent aussi vite que les morts de la ballade allemande, quand vous rendrez quelque service à la patrie, nous vous tresserons des couronnes ; quand vous ferez du mal, nous serons indulgents puisque hélas! avec le système parlementaire compliqué du suffrage soi-disant universel il est difficile de faire autre chose. En faveur de notre bonne volonté permettez-nous de vous donner quelques conseils : Laissez religieux et religieuses tranquilles, ne demandez pas 260 millions pour le budget de l'instruction publique, diminuez les impôts, surtout les centimes additionnels, et ne vous lancez dans des guerres comme celles du Tong-King et de la Chine qu'après mûres et très mûres réflexions.

Cela dit, revenons à la question du salaire que nous avons un peu perdue de vue. Dame il faut avouer que si elle est importante, elle est en revanche fort aride, elle n'est pas de celles que l'on lit, que l'on traite en s'amusant. Tâchons donc d'en faire une étude complète et cependant aussi courte que possible. Pour nous elle se résume dans les deux points suivants que nous nous proposons de prouver :

1° L'augmentation progressive des salaires, si elle n'a lieu que dans un pays, aboutit fatalement à la ruine de toutes les industries de ce pays.

2° Si cette augmentation a lieu à la fois dans toutes les contrées du globe, elle ne conduit pour le bien-être de l'ouvrier à aucun résultat appréciable.

Posons d'abord quelques principes généraux : Le salaire varie naturellement avec les différentes industries, et dans une même industrie il varie encore avec les ouvriers, car les manœuvres, les maladroits qui ne sont pas encore passés maîtres dans la partie ne peuvent pas être traités sur le même pied que les travailleurs qui ont reçu tous les sacrements et qui par suite font vite et bien. C'est de toute évidence, n'est-ce pas, on ne s'ammuse pas plus à démontrer cette vérité que l'on s'amuse à démontrer en géométrie que la ligne droite est le plus court chemin d'un point à un autre. Eh bien ! ne vous en déplaise, cet axiôme a été contesté par nos bons socialistes et anarchistes. Ces gaillards-là que le diable fera cuire un jour dans sa grande marmite pour venger notre pauvre France du mal qu'ils lui font, saisissent comme le corbeau de la fable toutes les occasions favorables d'ouvrir un large bec, non hélas ! pour laisser tomber des fromages, mais pour nous débiter sottises sur sottises. Savez-vous ce qu'ils ont imaginé ? Suivant eux, en vertu d'une loi quelconque, mettons primordiale si vous voulez, ce mot nous plaît infiniment, il est majestueux et s'applique toujours aux choses qui n'ont pas le sens commun ; donc en vertu de cette loi primordial, le bon ouvrier n'ayant pas le droit d'humilier le mauvais, tout travail à la tâche doit être supprimé. Quelle que soit la faiblesse, le peu d'intelligence, le peu d'habileté d'un travailleur, il a droit comme tous ses frères à la même paie. S'il n'a pas les mêmes qualités que ces derniers, ce n'est pas sa faute, c'est la faute de la nature, il est irresponsable. S'il passe la moitié de sa journée à bâiller aux corneilles, à boire, à fumer, le pauvre diable n'en est que plus à plaindre, puisque ses besoins sont plus grands que ceux de ses camarades, par suite il faut le payer en conséquence. Quelle jolie petite théorie ! Comme elle est bien faite pour les fainéants, les coureurs de cabarets ! Ils n'ont plus qu'à s'étendre sur un lit, qu'à regarder travailler les frères et amis tout en chantant comme Ganymède dans Galathée: « Ah qu'il est doux de ne rien faire, quand tout s'agite autour de nous, etc., etc. » Malheureusement les frères et amis ont fini par trouver la plaisanterie mauvaise. Malgré la promesse qui leur était faite qu'ils ne perdraient rien, que les patrons supporteraient tous les frais, ils ont refusé énergiquement d'abandonner les anciens principes, nous ferons comme eux. Donc il est bien entendu que le salaire varie avec les industries et avec l'habileté de l'ouvrier. De plus dans un atelier, maîtres, apprentis, compagnons, restant les mêmes ou étant remplacés par d'autres travailleurs d'un mérite équivalent, le salaire peut-il rester toujours le même? Non, la main d'œuvre est comme toute espèce de marchandise, elle est plus ou moins demandée, ce qui fait qu'elle peut être plus ou moins rétribuée. Expliquons-nous:

Le chef d'une maison de commerce quelconque, un marchand de meubles sculptés, par exemple, fait de brillantes affaires, tous les objets d'art qui sortent de ses magasins sont recherchés, achetés avec enthousiasme, payés des prix fous. Après avoir soldé, frais, personnel, toutes les dépenses en un mot, il encaisse tous les ans des sommes considérables. En pareille circonstance est-il tenu, surtout si la demande lui en est faite, de rétribuer plus largement ceux qu'il emploie dans son atelier ? Oui. Dans le cas inverse, autrement dit, si les affaires marchent mal, peut-il revenir aux anciens prix et même les diminuer ? Oui encore. Ce nouveau principe est fondé sur la justice et sur le simple bon sens. Inutile de le discuter ; malheureusement dans la pratique, son application devient assez difficile. Pourquoi ? Parce que d'un côté, le patron peut dissimuler ses bénéfices, de l'autre ses employés peuvent les exagérer. De là désaccord, et par suite lutte entre les deux parties. Quels sont les droits des ouvriers ? De quitter l'atelier et de se mettre en grève. Que peut faire le patron ? Prendre d'autres ouvriers, et fermer à la rigueur ses ateliers. Si les travailleurs ont raison et s'ils sont obligés de céder, ils sont opprimés. Si le patron a dit vrai et si, pour une raison ou pour une autre, il est forcé cependant de continuer son commerce dans les mêmes conditions, il se ruine, et tôt ou tard ses ouvriers resteront sur le pavé. Dans le premier cas les travailleurs ne gagnent pas ce qu'ils devraient gagner, dans le second ils n'ont plus de travail. Généralisons maintenant : Admettons que la crise dans un sens ou dans un autre se manifeste à la fois dans toutes les maisons de meubles sculptés, nos conclusions resteront les mêmes, en un mot les ouvriers vaincus seront lésés, tout en continuant à toucher un salaire plus ou moins élevé ; les ouvriers vainqueurs ruineront les chefs d'établissements et seront eux-mêmes réduits à la misère. Remarquez bien qu'en ce moment nous voulons constater un fait indéniable : que l'oppression des patrons, oppression que nous blâmons, fait perdre aux travailleurs une partie de leur paie sans cependant les empêcher de vivre, tandis que l'oppression de l'ouvrier ruiné à la fois maîtres, employés, et jusqu'à l'industrie elle-même qui est l'une des forces vives du pays.

Objecterez-vous que tous les marchands de meubles sculptés peuvent sans fermer leurs ateliers, tout en subissant les conditions des travailleurs, se tirer d'affaire en augmentant eux-mêmes le prix des objets qu'ils ont en magasin. Oui, à la rigueur ce serait possible, ils vendraient certainement beaucoup moins, mais comme il y a des gens riches et très riches, il leur serait peut-être permis grâce à ces derniers, de continuer leur commerce. Malheureusement il faut compter avec la concurrence étrangère qui, saisissant l'occasion favorable, jetterait sur le marché français des meubles tout aussi bien conditionnés et qu'elle offrirait à des prix moitié moindres. Ne dites pas non, car c'est précisément ce qui se passe actuellement pour l'industrie dont nous parlons, c'est même pour cette raison que nous l'avons mise en avant.

Au lieu d'une industrie prenez-en deux, trois, quatre, etc., etc.; pour chacune d'elles les faits se produisant de la même façon, les conclusions seront les mêmes. Donc il est prouvé et de la manière la plus irréfutable que l'augmentation progressive des salaires si elle n'a lieu que dans un pays aboutit fatalement à la ruine de toutes les industries de ce pays. C'est le premier point que nous voulons démontrer. C'est fait, passons au second.

Dans le cas où l'augmentation progressive des salaires viendrait à se produire en même temps dans tout l'univers, ce qui par parenthèse n'est pas facile à admettre, il faut supprimer du raisonnement ci-dessus tout ce qui concerne la concurrence étrangère. Dès lors, les ouvriers seront largement, grâssement payés, le patron vendra moins mais plus cher, par suite il pourra encaisser encore d'assez jolis bénéfices. Tout le monde serait content, s'il n'y avait pas le revers de la médaille, revers dont il faut tenir compte, revers que nous allons montrer.

Pour être plus clair, prenons comme toujours un exemple : Un travailleur paye actuellement, je suppose, un loyer de 100 fr.; quand la progression des salaires aura fait le tour du monde, maçons, compagnons, goujats, gagneront le double, le triple, le quadruple, de ce qu'ils gagnent en ce moment; le prix de la main-d'œuvre pour tirer : pierre, chaux, sable, aura aussi quadruplé, il en sera de même de la charpente, de la menuiserie, etc. Il suit de là naturellement, que le propriétaire du logement a le droit de demander 400 fr. au lieu de 100 fr.. Or ce raisonnement peut se faire pour toutes les denrées, pour toutes les marchandises, étoffes, habits, ustensiles; donc, si l'ouvrier gagne quatre fois plus, il dépensera aussi quatre fois plus. Par suite, sa position restera la même, il ne sera pas plus avancé qu'auparavant, et il aura d'autant plus mauvaise grâce à se plaindre que l'on pourra rejeter sur lui seul toute la responsabilité du nouvel état de choses. Notre démonstration est finie, nous n'avons plus qu'à conclure. Rien de plus facile : le salaire comme tout ce qui s'achète est susceptible de haussé et de baisse et ne saurait dépasser certaines limites. La hausse et la baisse dépendent des circonstances politiques, commerciales et même de la mode. Un travailleur a donc tort d'en vouloir à son maître qui, après l'avoir payé largement, diminue le prix de sa journée: il doit comprendre qu'une augmentation de 40 à 50 centimes par jour est fort importante pour celui qui emploie de deux à trois cents personnes dans ses ateliers. Il ne doit dans tous les cas se mettre en grève que lorsque le patron est de mauvaise foi, ce qui est possible, et encore ne doit-il le faire que lorsqu'il a la certitude de ne pas se tromper. Pourquoi? Parce que les grèves prolongées tout en nuisant au patron réduisent toujours l'ouvrier à la misère. Existe-t-il des indices qui puissent le guider dans la recherche de la vérité? Oui, ces indices les voici : Un chef d'établissement agit rarement contre ses intérêts ; s'il a tort, il cède le plus souvent au bout de quelques jours, s'il persiste, il y a cent à parier contre un que la raison est de son côté. Si tous ses collègues suivent son exemple, le doute n'est plus permis, il y a certitude parceque les différentes maisons de commerce appartenant à la même industrie se jalousent, désirent la ruine de celles qui leur font concurrence et ne parviennent que très difficilement à s'entendre entre elles. Il n'y a généralement accord qu'en cas de nécessité absolue.

Est-il donc d'ailleurs si malaisé à un travailleur honnête et de bonne foi de se rendre compte des bénéfices ou des pertes de son maître ? Vivant depuis quelques temps dans l'établissement il peut savoir exactement le prix de la main-d'œuvre, des objets fabriqués, le nombre moyen annuel de ceux qui sont vendus et de ceux qui restent en magasin, par suite le montant de la vente. En retranchant du prix total de cette vente le prix total de la main d'œuvre li aura le bénéfice apparent du patron. Qu'il déduise de ce bénéfice apparent toutes les char- ges qui pèsent sur le maître, c'est-à-dire, loyer, patente, achat des matières premières, établissement et entretien des machines, intérêt des objets restés en magasin, etc. etc., il aura le bénéfice réel ou la perte.

Malheureusement l'ouvrier ou plutôt les meneurs, tout en faisant ce calcul, se gardent bien d'aller jusqu'au bout, ils s'arrêtent au bénéfice apparent et partent de là pour crier par dessus les toits que le chef de l'établisse- ment gagne des sommes folles, tandis que le malheureux a souvent toutes les peines du monde à joindre les deux bouts. Malgré ces indices, malgré ces moyens certains de connaître la véritable position du maître, on lui de- mande quand même une augmentation; il refuse, on le menace, puis l'on se met en grève. La grève se prolonge, les meneurs déclament dans les cabarets, tout en vivant comme le renard de la fable, aux dépens de ceux qui les écoutent. Ces derniers, au bout de quinze jours; un mois, réduits à la misère, sont obligés de céder, heu- reux encore, quand ils n'ont pas ruiné le patron, de pou- voir reprendre leurs places à l'atelier. Telle est, telle sera toujours l'histoire de toutes les grèves présentes, passées et futures.

Loin de nous l'idée de contester aux travailleurs le droit de se mettre en grève, ce droit est une arme qu'on leur a donnée avec raison pour se défendre contre l'avidité de ceux qui les exploitent. Qu'ils en usent, rien de mieux, mais qu'ils n'en abusent pas comme ils le font mainte- nant à chaque instant. Les industries ne peuvent résister à ces secousses continuelles, à ces demandes sans cesse renouvelées de diminution des heures de la journée avec cependant augmentation du salaire. Autant exiger tout de suite du patron qu'il laisse puiser à pleines mains dans sa caisse.

Ce qu'il y a de plus triste encore, c'est que toutes nos industries dépérissent, commencent à émigrer, les ateliers se ferment peu à peu, l'ouvrage manque, la misère succède à l'aisance, les ouvriers restent inoccupés. Chose étrange, au lieu de s'en prendre à eux-mêmes du mal qu'ils se font, et du mal qu'ils font au pays, ils mènent un tapage d'enfer, parlent d'écharper bourgeois, maîtres, gouvernants et jusqu'aux saints du paradis. En un mot ils font comme l'incendiaire qui, après avoir commis son crime, crie au feu plus fort que tout le monde pour détourner les soupçons. Eh bien ! à force de vous entendre menacer, mes bons amis, on finira par prendre ces menaces au sérieux, on vous rendra injure pour injure, haine pour haine, oppression pour oppression, mal pour mal.

Bon dieu ! ne nous mangeons pas les uns les autres, la vie n'est déjà pas si gaie ; dame nature, allez, s'est arrangée de façon à ne pas faire de ce bas monde un paradis ; riche ou pauvre, chacun doit porter sa croix, n'aggravons donc pas nos misères par notre propre faute. Travailleurs, entrez chez vos patrons avec l'idée bien arrêtée, non de leur nuire, mais de prendre leurs intérêts et de faire prospérer leur maison. Patrons, soyez bons pour vos employés, venez au secours des malheureux dans la mesure de vos forces, partagez même avec les plus méritants une partie de vos bénéfices ; en un mot encore une fois, suivant l'expression du Christ, aimez-vous les uns les autres. Tout le monde y gagnera, y compris notre pauvre France. Ce sermon est excellent, il n'est même pas trop mal tourné ; malheureusement, comme St-Jean-Baptiste, nous prêchons dans le désert. Les bêtes de même espèce ne se mangent pas entre elles ; les hommes, eux, si fiers de leur supériorité intellectuelle se déchirent à belles dents, ce qui prouve à n'en pas douter que la raison et l'intelligence ont été données aux humains, à la condition qu'ils ne s'en serviront jamais. Ajoutez, ami lecteur, autant d'hélas ! que vous voudrez, puis fermez le livre, notre brochure est finie.

Niherne, le 15 Novembre 1884.

CHATEAUROUX. — TYP. ET STÉRÉOTYP. A. MAJESTÉ.